U0190159

肛肠疾病
规范化诊疗及质量控制

主　编　樊　平

副主编　石　斌　关家辉　王宜民　许方方

编　委（以姓氏拼音为序）

陈荣珠	陈文实	程　腾	方德清	郜娟梅
葛　军	葛　永	贺思存	贺雪梅	胡丽艳
花庶庆	纪　达	季恩敏	贾　如	江　波
李帮菊	李昌权	李成太	李　飞	李　黎
李　龙	李永海	李在峰	李　忠	刘和华
刘　影	刘远成	路传杰	马春耕	马瑟琴
倪　伟	聂　枫	潘晓飞	彭传林	宋德鲁
宋玉柱	田景中	王传思	王　昊	王　旗
王祥琨	王叶飞	吴　辉	吴运香	武　峰
武永连	项彩萍	谢　刚	修功彩	徐　铭
严春红	杨玉涛	姚启震	姚　远	张福庆
张金剑	张　军	张　俊	张　磊	赵高超
赵亚军	周幼财			

中国科学技术大学出版社

内 容 简 介

为全面提高安徽省肛肠诊疗管理水平和质控能力,有效发挥肛肠诊疗在医疗质量体系中的独特优势,不断完善肛肠专业医疗质量管控体系,在安徽省全科医师协会肛肠外科分会倡议下,中国科学技术大学附属第一医院(安徽省立医院)肛肠外科组织专家编写本书,以期为推动安徽省肛肠诊疗质量控制规范化、标准化、科学化、系统化发展提供有力保障。本书主体部分介绍了痔病、肛瘘、肛裂、肛周脓肿、直肠脱垂和便秘等的诊疗新课程和病因、病理分析,研究了术后反应和并发症的处理,肛肠专科技术及特色疗法操作规范,质控的具体章程、管理规范细节、考核标准。本书可供肛肠诊疗从业人员阅读。

图书在版编目(CIP)数据

肛肠疾病规范化诊疗及质量控制/樊平主编. —合肥:中国科学技术大学出版社,2023.11

ISBN 978-7-312-05823-3

Ⅰ.肛… Ⅱ.樊… Ⅲ.① 肛门疾病—诊疗 ② 直肠疾病—诊疗 Ⅳ.R574

中国国家版本馆CIP数据核字(2023)第230922号

肛肠疾病规范化诊疗及质量控制

GANG-CHANG JIBING GUIFANHUA ZHENLIAO JI ZHILIANG KONGZHI

出版	中国科学技术大学出版社
	安徽省合肥市金寨路96号,230026
	http://press.ustc.edu.cn
	https://zgkxjsdxcbs.tmall.com
印刷	安徽省瑞隆印务有限公司
发行	中国科学技术大学出版社
开本	710 mm×1000 mm 1/16
印张	13
插页	5
字数	245千
版次	2023年11月第1版
印次	2023年11月第1次印刷
定价	60.00元

前　　言

　　肛肠疾病作为常见病、多发病,给很多人的生活带来了困扰与不适。为了更好地指导医务人员和广大患者,规范化诊疗及质量控制显得尤为重要。广大医务人员和患者急需一本规范、清晰指导肛肠疾病的诊疗和康复的手册。

　　《肛肠疾病规范化诊疗及质量控制》一书的面世,是我们安徽肛肠医学同仁为了更好地服务于患者,推动医疗质量不断提升的重要举措。本书以系统、全面的视角,介绍了规范化肛肠诊疗及质量控制,涵盖了肛肠疾病诊疗的方方面面,旨在为医务工作者提供规范化诊疗的指南,同时帮助患者了解疾病,积极配合治疗,共同维护自身健康。

　　本书的编写离不开众多肛肠专家学者的辛勤付出。他们不仅在肛肠专业诊疗上有着丰富的经验和造诣,更始终怀着对患者的深情厚谊。希望通过本书的出版,更多的患者能够及时获得规范化的诊疗信息,得到科学、有效的治疗方案。

　　本书的主要内容包括肛肠疾病的基础知识、常见病症的诊断与治疗、手术技巧与进展以及质量控制等。同时,我们也结合临床实践,通过案例分享,让读者更加深入了解肛肠疾病的复杂性与多样性以及治疗中需要注意的细节。

　　医学是一门细致入微的学问,肛肠疾病的治疗亦是如此。因此,本书不仅仅适用于专业医务人员,更希望成为广大患者与家属的参考书,让大家在面对肛肠疾病时能够科学决策,明确治疗方向。

　　最后,衷心希望《肛肠疾病规范化诊疗及质量控制》一书能够在您的学习和生活中起到积极的作用。让我们携手共进,共同营造一个健康、幸福的生活环境,为构建和谐社会贡献我们的一份力量!

编者

目　　录

第1章　手术前准备与手术后处理

1.1　手术前准备

　　手术前准备工作的好坏,对手术的成败、患者的安危具有极重要的意义。手术前准备主要包括以下三方面的工作:① 有关手术本身的准备,如明确诊断结果、手术的适应证和禁忌证、麻醉方法、术式等;② 对患者心理、精神和身体健康状况的全面了解和评估,提高患者对手术的耐受力;③ 手术前的最后准备,包括对患者的饮食、皮肤、胃肠道准备和麻醉前用药等,并对全部工作进行全面检查,如有不足,应立即补救;如有重要影响而又来不及补救,应延期手术。

　　在术前准备工作中,对患者手术耐受力的评估是十分重要的,一般可分为两类四级:

　　第一类:耐受力良好。又分二级,第一级:良,全身健康状况良好,外科局部病变对全身无影响或极少影响,重要生命器官无器质性疾病。第二级:较好,全身健康状况较好,外科疾病对全身已有一定影响,但易纠正,或重要生命器官有早期病变,但功能处于代偿状态。

　　第二类:耐受力不良。也分为二级,第三级:较差,全身健康状况较差,多见于老年、婴幼儿、特慢性病患者等,外科疾病对全身已有明显影响,或重要生命器官有器质性病变,功能濒于失代偿或早期失代偿状态。第四级:很差,全身健康情况极差,外科疾病对全身已有明显影响,或重要生命器官有明显器质性病变,失去代偿功能,经常需要内科支持疗法。

　　对第一类手术耐受力良好的患者,做好一般手术前准备,即可进行手术。但对第二类耐受力差的患者,涉及营养、心脑血管、肝肾功能、内分泌、水和电解质失衡等问题,必须认真做好必要的特殊准备方能手术,否则将招致术后严重并发症甚至死亡。

1.1.1　病史及检查

手术前应详细询问病史,并进行全面体格检查,完成有关实验室检查,明确诊断,明确手术的适应证和禁忌证。

一般肛门会阴部手术应做血常规、生化、免疫组合、凝血象、大小便常规、胸部CT、心电图等检查,有条件的单位术前完善肠镜检查。直肠前突、脱垂患者可做排粪造影、气钡灌肠;肛门直肠、盆腔瘘或肿瘤完善盆腔磁共振或CT检查。

1.1.2　心理准备

患者特别是恶性肿瘤患者,往往对手术顾虑甚多,如手术能否成功,术后是否复发,正常的生理机能结构能否维持和保护,以及惧怕手术痛苦等,以致情绪紧张、焦虑不安,或者对手术信心不足,有些则又要求过高。对这类病例必须做好充分耐心的思想工作,医生应进行术前病例讨论,取得一致意见,并将手术的必要性和可行性以及手术方式,可能取得的效果,手术的危险性,可能出现的并发症及预后等,向患者及家属说明,得到充分理解、认可并同意;并对手术前后一些特殊要求,如饮食、体位、大小便、导管、输血等交代清楚,取得患者和家属的合作,提高和鼓励患者对治疗疾病的信心。但有些情况对患者本人应注意遵守医疗保护制度原则。医护人员的言谈和表情对患者的影响亦很重要,应当注意避免患者产生不良情绪反应。

1.1.3　饮食和营养

一般肛门会阴部手术局麻术前可不必禁食,全麻禁食6小时。结直肠、盆腔较大手术者,手术前3日流质饮食。因外科手术,术前胃肠道准备、饮食限制以及因疾病对人体能量的消耗,都会造成患者的水、电解质、营养等失衡,使患者的抵御能力减弱,降低对手术的耐受力,影响组织修复和创口愈合,故对择期性大手术的患者,营养状况较差者,最好于术前1周左右时间内,通过口服或胃肠外营养等途径,保证水、电解质、营养等平衡。

1.1.4　输血和补液

输血：① 当Hb<70 g/L时，应考虑输红细胞；当Hb为70~100 g/L时，应根据患者具体情况决定是否输血；有心脏病、肾病等基础病的，应确保Hb>100 g/L。② 当血小板<50×10⁹/L时，建议输血小板；大手术或涉及血管部位的手术，应保持血小板>75×10⁹/L；神经系统手术，血小板临界点应不小于100×10⁹/L。

补液：实施大中型手术者，术前应做好血型鉴定和交叉配血试验，备好一定数量的血制品。对有水、电解质、酸碱平衡失调、贫血、低蛋白血症的病人应在术前予以纠正。

1.1.5　肠道准备

肛肠手术切口分为Ⅲ、Ⅳ类：肛瘘、肛周脓肿、直肠阴道瘘、肠瘘、藏毛窦等有临床感染，有失活的陈旧创伤，属于Ⅳ类切口；其余手术均接触胃肠道内容物、肠液，且为开放性创伤手术，故属于Ⅲ类切口。故适当的肠道准备有利于术后的恢复。肠道准备一般有机械性肠道准备和抗菌药物的准备，两者当密切结合应用。

（1）机械性肠道准备：口服泻剂、灌肠剂。

① 不做肠道准备：由于身体、经济或医疗条件限制，手术范围较小的手术（肛裂、孤立性痔疮、低位肛瘘等）可不做肠道准备，仅术前排空大便即可。

② 灌洗法：由于身体、经济或医疗条件限制，需要进行相对的肠道清洁手术（内痔硬化剂注射、枯痔丁等）。

③ 全胃肠道准备：手术范围较广，病情相对复杂，对肠道清洁度依赖较高的手术（直肠黏膜环切术、直肠阴道瘘修补术、直肠前突修补术、直肠息肉切除术、结直肠癌等）。

（2）抗菌药物准备。肛肠手术建议术前0.5~2 h内或麻醉开始时首次给药，当手术时间超过3 h或失血量大于1500 mL时，术中可给予第二次用药；总预防性用药时间一般不超过24 h，个别情况可延长至48 h。大面积化脓感染的可根据白细胞、脓培养＋药敏及全身情况用药5~7日，例如直肠周围高位间隙脓肿、坏死性筋膜炎等。

1.1.6　皮肤准备

一般肛门会阴部手术,毛发不影响手术及术后护理的,可不常规备皮,否则应做备皮。

1.2　手术后处理

1.2.1　休息

一般门诊手术如局麻下肛裂单纯切除术或侧方皮下括约肌切断术、内痔注射术、内痔单纯结扎或套扎术、低位单纯肛瘘切除术等,术毕可在日间病房观察24 h,如局部无明显活动性出血或无其他不良反应,即可离院,但应避免体力劳动1~2周。内痔结扎或套扎术,应在结扎线脱落、确无不良反应后再恢复正常劳动。腰麻、骶麻、全麻手术者,术后应平卧6 h,如情况允许才能起床活动,以免发生意外。必须指出,有个别痔结扎、肛瘘挂线患者,术后半个月内仍可有大量出血发生,对这类患者应适当延长休息时间。术后3周内均应避免性生活。

1.2.2　饮食

一般局麻手术,术后当天流质饮食,次日转为普食;腰麻、骶麻、全麻手术者,手术当日禁食,次日改流质或普食。腹部肠道手术后,一般禁食水,待排气后,试饮水、流质饮食,逐步过渡到普食。

1.2.3　排便

肛门部开放性切口建议控制排便24 h;肛门部创口一期缝合或吻合者,可适当控制排便48~72 h。

1.2.4 坐浴

（1）一般肛门部开放创口，第一次排便后即开始坐浴，坐浴常用的药物有：高锰酸钾片、金玄痔科熏洗散、复方黄柏涂剂、复方荆芥熏洗剂、中医辨证论治方药等。但术后1～3日伤口易出血者，熏洗时间控制在10 min内。

（2）一期缝合创口不建议坐浴。

1.2.5 换药

肛门部伤口与身体其他部位不同，常处于隐蔽皱缩闭合状态，易使伤口引流不畅，而且每天又需排便，肠道内大量菌群污染创面。根据以上特点，换药时应做到创面良好暴露，清洗彻底，并根据不同情况做相应处理。关于伤口用药，应视病情而定。在此方面各地均有有效方法、用药并积累了丰富的经验，故具体方法用药不必强求严格一致。

（1）术后1～2日，创面污染不严重者，清洗后仅更换外层敷料即可，创面覆盖物不要硬性撕揭，以防出血。

（2）创面新鲜，无明显异味，分泌物不多者，一般可用马应龙麝香痔疮膏/栓、肛泰软膏换药/栓、太宁栓、普济痔疮栓等纳肛。

（3）高位复杂肛瘘切开挂线术后，创口一般比较深广，创面底部或腔道易积留污物，换药时应用生理盐水、高锰酸钾水溶液、金玄痔科熏洗散、复方黄柏涂剂、复方荆芥熏洗剂、中医辨证论治药物水溶液等，将污物从创口内彻底冲洗、清除，并经常检查有无残留无效腔或引流不畅等，一旦发现，应及时给予相应处理。

（4）创面组织肿胀、坏死，脓性分泌物多，或伴有异味者，除用上法冲洗外，必要时用过氧化氢、甲硝唑水溶液等冲洗。

（5）如肉芽水肿、过长，可用高渗盐水湿敷，或用干纱布直接外压伤口，必要时予以修剪。

（6）如肉芽不鲜、生长缓慢，可外用生长因子、龙珠软膏、京万红软膏等。如创口久不愈合，应做相应检查排除结核、内分泌疾病、炎性肠病、肿瘤等。

（7）创面周围皮肤因创口滋水浸淫、糜烂湿肿者，减少外用药，清洗分泌物保持肛周清洁、干燥，用复方黄柏液涂剂、氧化锌软膏等外敷。

（8）如伤口周围红肿热痛，应检查其原因，如因窦道无效腔感染，在脓性分泌物＋药敏基础上规范使用抗生素药物,并注意观察,必要时扩创引流。

（9）一期缝合创口的换药,由于肛肠外科具有易感染的特殊性,为防止感染,可做如下处理:① 术后腹部和臀部创口可隔日用75％酒精纱布湿敷,肛门部创口可用碘伏纱布湿敷,每日1次,直至拆线。② 如创口轻度感染,每日亦可用75％酒精或碘伏纱布外敷;创口感染较重时,拆线、置引流管或扩张后,再予常规换药。

（10）应经常检查创口生长情况,避免假愈合。换药期间一般1周内不做指诊,2周内不做肛镜检查。

1.2.6　拆线

一般痔结扎后,2周内痔结扎线即随痔坏死组织一并脱落,但有些病例2周后仍未脱线,此时不应强行拆除,应轻柔插入肛门镜,在直视下拆除或重新结扎本应脱落而未脱落线结。

肛门部无菌手术切口全层缝合者,一般术后7天左右拆线;小儿手术,拆线时间可提前。如污染创口,为使创腔缩小仅一时性缝闭,术后仍使创口开放者,或创口感染时可3天左右拆线或间断拆线。

腹部切口的拆线,一期愈合者,7天左右拆线;感染创口,应提前间断拆线。年老体弱或创口愈合不佳者,拆线后可继续应用腹带。

参 考 文 献

[1]　黄乃健. 中国肛肠病学[M]. 济南:山东科学技术出版社,1996.

[2]　黄家驷. 外科学[M]. 7版. 北京:人民卫生出版社,2008.

[3]　汪建平. 中华结直肠肛门外科学[M]. 北京:人民卫生出版社,2014.

[4]　张东铭. 大肠肛门局部解剖与手术学[M]. 合肥:安徽科学技术出版社,2006.

[5]　安阿月. 肛肠病学[M]. 北京:人民卫生出版社,2005.

第2章 痔 病

2.1 定义及流行病学

痔是临床上最常见的肛肠疾病。其病因病理仍未完全阐释，其中静脉曲张学说、肛垫下移学说认可度较高，而不健康的生活方式，如肥胖、过量饮酒、过量辛辣饮食、久站久坐久蹲久行、错误的排粪习惯会增加患痔的风险。痔患者常表现为便血、脱出、疼痛、瘙痒、潮湿等，这些症状不同程度影响患者的生活质量。痔反复出血可导致不同程度继发性贫血；重度贫血时，需要紧急留院或输血治疗。我国于2006年由中华医学会外科学分会结直肠肛门外科学组、中华中医药学会肛肠病专业委员会、中国中西医结合学会大肠肛门病专业委员会共同制定了《痔临床诊治指南（2006版）》；2020年中国中西医结合学会大肠肛门病专业委员会撰写发布《中国痔病诊疗指南（2020）》。本章基于循证医学证据、国内外近期发布的痔诊疗指南和研究数据以及安徽肛肠工作者的实际工作经验总结进行反复讨论，以期形成适合当前安徽省地方特点的痔诊断与治疗质控方案，为省内临床医师制定痔诊疗方案提供质控指导。

2.2 诊 疗 流 程

痔病诊疗流程如图2.1所示。

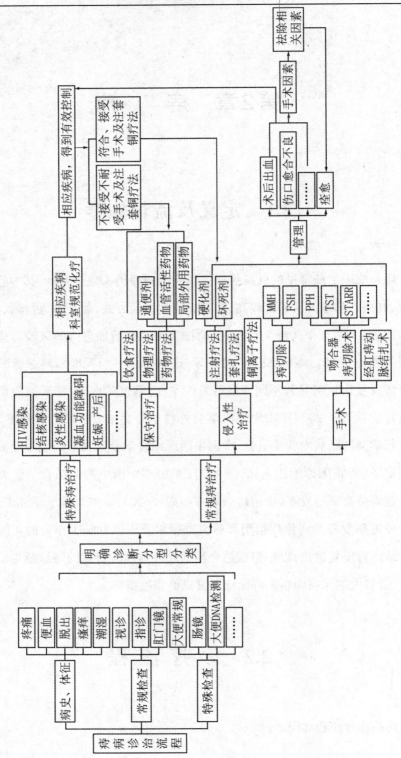

图 2.1　痔病诊疗流程图

2.3 病因及病理

痔的具体发病机制尚未完全明确,可能与多种因素有关,目前主要有以下学说。

2.3.1 静脉曲张学说

静脉丛是形成肛垫的主要结构,痔的形成与静脉丛的病理性扩张、血栓形成有必然的联系。从解剖学上来看,门静脉系统及其分支直肠静脉都无静脉瓣;直肠上下静脉丛管壁薄、位置浅;末端直肠黏膜下组织松弛,这些因素都容易导致血液淤滞和静脉扩张。此外,由于直肠肛管位于腹腔最下部,多种因素均可引起直肠静脉回流受阻,如长期的肥胖、过量饮酒、过量辛辣饮食、久站久坐久蹲久行、错误的排粪习惯等。此学说得到临床观察和操作的支持和验证。

2.3.2 肛垫下移学说

肛垫起闭合肛管、节制排便作用。正常情况下,肛垫疏松地附着在肛门括约肌肌壁上;排便时受到向下的压力被推向下,排便后借助自身的收缩作用,缩回到肛管内。弹性回缩能力减弱后,肛垫则充血、下移形成痔。目前主流观点支持肛垫下移学说。

2.3.3 黏弹体学说

石斌、许方方等学者提出黏弹体学说,认为痔与盆腔其他脏器脱垂一样,都具有黏弹体材料的力学特性(应力松弛、蠕变、滞后),是组织力学形态改变的结果。从力学的角度出发,结合生物力学的特性和黏弹体学说来阐释痔的致病机制。从一个全新的视角来分析痔体的结构特性、力学特性、生理功能、病理变化及其相互之间的关系。现有手术方式均着眼于去除力学性质改变的痔组织或将力学性质改变的痔组织部分纤维化或痔组织悬吊,以消除痔体的脱垂状态,而没有根本上恢复痔组织的力学特性。理想治疗方法不但消除痔的症状体征,而且能够产生"逆重塑效应",恢复痔组织原有的力学状态。

2.4 痔的分类与诊断

2.4.1 痔的分类

根据发病部位的不同,可将痔分为内痔、外痔和混合痔。如图2.2所示。

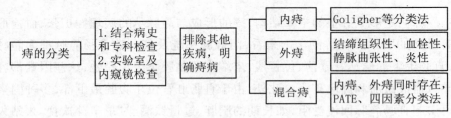

图2.2 痔的分类

1. 内痔

内痔是肛门齿状线以上、外科肛管上线以下痔组织。内痔的主要临床表现是便血、脱出可并发血栓、嵌顿、水肿及排便困难。目前国内外最为常用的一种内痔分类方法是Goligher分类法,该方法根据痔的脱垂程度将内痔分为四个分度(表2.1),临床上一般根据不同分度来选择相应的治疗方案。

表2.1 Goligher内痔分度

分度	症 状
I	排粪时带血;滴血或喷射状出血,排粪后出血可自行停止;无痔脱出
II	常有便血;排粪时有痔脱出,排粪后可自行还纳
III	偶有便血;排粪、久站、咳嗽、劳累、负重时有痔脱出,需用手还纳
IV	偶有便血;痔持续脱出或还纳后易脱出,偶伴有感染、水肿、糜烂、坏死和剧烈疼痛

2. 外痔

外痔是发生于齿状线以下、肛缘线以内痔组织。外痔表面被皮肤覆盖,不易出血,主要临床表现为肛门部软组织团块、疼痛、瘙痒、潮湿。根据组织的病理特点,外痔可分为结缔组织性外痔、血栓性外痔、静脉曲张性外痔和炎性外痔4类。

3. 混合痔

混合痔是内痔和相应部位的外痔跨齿状线相互融合成一个整体,主要临床表现为内痔和外痔的症状同时存在,横向有不同程度的融合,甚至环状融合。PATE分类法是比较常用的分型方法(表2.2)。也有学者提出一种基于"四因素"评估痔病的临床分型方案(表2.3)。分型目的通过临床表现、体格检查及相关影像学等检查明确痔类型,并根据相应类型痔制定相应的治疗方案。

表2.2　PATE分类法

分类因素	级别	特征
P(内痔脱垂)	0	无脱出
	1	单个脱垂
	2	两个脱垂
	3	三个脱垂
	4	环状脱垂
A(急性状况)	0	无急性状况
	1	便血
	2	水肿
	3	血栓
T(括约肌张力)	-1	括约肌张力减退
	0	括约肌张力正常
	1	括约肌张力增高
E(外痔脱垂)	0	无外痔脱出
	1	单个脱垂
	2	两个脱垂
	3	三个脱垂
	4	环状脱垂

表2.3　基于"四因素"评估痔病的临床分型方案

评价因素	评价级别	特征
主痔的脱垂分度	1	不脱出肛门
	2	排便时脱出肛门,排便后自行会纳入肛门内
	3	需要手辅助回纳入肛门内
	4	痔核持续脱出于肛门;或痔嵌顿
痔出血	1	几乎不出血(近6个月未发生痔出血)
	2	较少出血(近6个月痔出血少于3次)
	3	经常出血(近6个月大于3次但少于6次)

续表

评价因素	评价级别	特　征
	4	反复出血(近6个月大于6次)或近期持续出血(每日排便时都有痔出血且经积极的药物保守治疗14天无效);或出现中度及以上痔因性贫血
主痔占肛门环周比例	1	<1/4肛门环周
	2	≥1/4肛门环周;且<1/2肛门环周
	3	≥1/2肛门环周;且<3/4肛门环周
	4	≥3/4肛门环周
主痔的外痔类型	1	无明显外痔
	2	结缔组织性外痔
	3	静脉曲张性外痔
	4	炎症、水肿或血栓形成

备注:

① 主痔:指与患者痔病临床症状或体征直接相关,需要进行针对性治疗甚至手术处理的痔核。

② 痔核持续脱出于肛门:内痔长期脱垂至肛门外,肛门检查时可在肛门外见到齿状线。

③ 痔因性贫血:指因痔出血导致的贫血,临床需排除其他原因引起的贫血。

④ 痔出血次数的算法:单独一次排便时痔出血,或7天内虽有多次排便时痔出血但自行停止或经药物治疗后停止,均记为痔出血1次;如连续排便时痔出血时间超过7天,记为第2次;如连续排便时痔出血时间超过14天,记为近期持续出血。

2.4.2　痔的诊断

(1) 临床医师应有针对性地询问就诊者的病史信息,并行体格检查。

(2) 如果患者有便血、大便变形、腹痛等肠癌高危风险,应行进一步检查(大便常规、粪便隐血试验、结肠镜检查等)。

痔的诊断过程如图2.3所示。

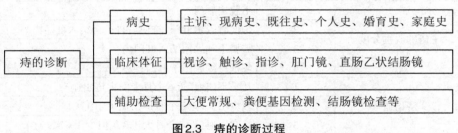

图2.3　痔的诊断过程

1. 病史

全面了解病史特点是明确诊断、制定正确治疗方案、把握手术指征和时机的重要措施。

在体格检查前,应有针对性地询问以下信息:

(1) 主诉:主要症状和时间。

(2) 现病史:与主诉相关症状的病因(诱因);主诉出现的部位、性质、持续时间;主诉出现的缓解/加重因素;伴随症状;之前诊疗过程;一般情况、饮食、大小便、体重变化。

(3) 既往史:慢性病、传染病、手术史、过敏史、预防接种。

(4) 个人史:出生地、工作地、疫区、烟酒嗜好。

(5) 婚育史:结婚年龄、配偶子女情况、女性月经史。

(6) 家族史:慢性病史、遗传病史、肿瘤家族史。

2. 临床体征

就诊患者应按次序先视诊、触诊,再直肠指诊和肛门镜检查。为了准确诊断痔的形态和分布特点并排除其他肛肠病变,条件许可时,应对整个肛管和直肠进行可视化检查(如肛门直肠镜检查)。

视诊主要观察静息状态下肛外皮肤是否有红肿、瘘口、分泌物、皮疹等,有无外痔突起或内痔外翻以及肛管形态。触诊主要了解可见肛周组织质地、弹性、皮下肿物、疼痛等。

常规性直肠指诊,肛门狭窄、肛裂、肛门剧烈疼痛等无法耐受指诊情况除外。肛管直肠指诊前应与患者进行必要沟通和提示,征得同意和许可。

(1) 肛门直肠指诊适应证:适用于肛管直肠疾病的常规检查。

检查方法:

① 患者取骑俯位、侧卧位、膝胸位等,平息并放松肛门。

② 医生手戴手套,手指端涂适量润滑油剂,手指与肛门平面呈45°夹角,轻轻按揉肛缘。

③ 待患者肛门括约肌放松后,食指先向患者腹侧肚脐方向伸入。

④ 待通过肛管后再沿尾骨方向向上进入。

注意事项:

① 检查前嘱患者排空大便。

② 检查时动作应轻柔、细致、从下而上或从上而下,先健侧再患侧,凡手指所能触及的肛管直肠周壁均应触摸,以防遗漏病变。

③ 肛周触诊注意皮肤有无压痛、肿块、外口、索状物。

④ 肛内指诊注意有无压痛点、硬结、肿物、波动感等。

⑤ 注意变换体位以便触摸较高部位病灶,必要时可在争取患者的同意后行双合诊检查。

⑥ 指诊结束应注意指套有无血迹、脓性分泌物及其他异常,必要时行进一步检查。

⑦ 若患者疼痛、不适较重,应停止检查。

(2) 建议常规性肛门镜检查,肛门狭窄、肛裂、肛门剧烈疼痛等患者无法耐受肛门镜检查的情况除外。

适应证:适用于内痔、肛漏内口、乳头肥大、肛隐窝炎、直肠息肉等。

检查方法:

① 患者取骑俯位、侧卧位、膝胸位等,并做深呼吸消除紧张情绪。

② 注意镜筒与镜栓是否配套,然后在肛镜前部表面涂适量的润滑油剂。

③ 检查者手持镜柄,拇指紧顶镜栓,另一手协助牵开患者肛门,先使肛镜头部在肛缘做适当按揉,待肛门充分松弛后,镜筒先指向患者脐部,缓缓推压使肛镜进入肛管。

④ 当肛镜头部推入约4 cm,即到达肛管直肠环平面以上时,再将镜筒推向骶部,使其充分进入肛内。

⑤ 取出镜栓后,首先应观察取出的镜栓顶部有无脓液、血液、黏液等,然后再边退镜边观察肠腔情况,如有无脓血、充血、水肿、糜烂、溃疡、出血、肿物等。

注意事项:

① 检查前应对患者做好解释工作,解除顾虑,取得配合。

② 如进镜时患者痛苦、不适较大,应立即停止检查。

③ 观察时,光源要充足。

④ 退镜观察时,如需再进镜,应先放入镜栓,再推镜向上,或全退出后重新进镜,以免损伤组织。

⑤ 使用分叶肛镜,当叶片在肛内已张开时,注意不得闭合叶片,以免夹伤组织。

3. 辅助检查

辅助检查的目的是明确痔诊断,排除是否合并其他严重消化道疾病,如炎性肠病和结直肠肿瘤等,同时了解全身基础情况以排除手术禁忌证。

(1) 大便常规化验。大便常规化验包括检验粪便中有无红细胞和白细胞、细菌敏感试验、潜血试验(OB)以及查虫卵等,可以了解消化道有无细菌、病毒及寄生虫感染,及早发现胃肠炎、肝病,还可作为消化道肿瘤的初级筛查。大便常规检查可及性好。

（2）粪便基因检测。在知情同意下可推荐行粪便基因检测，该方法是一种无须肠道准备的新型肠癌检测技术，具有无创、方便的优势，已经被纳入国际结直肠癌筛查指南。

（3）结肠镜检查。符合以下情况的任何一项或多项，需行结肠镜检查：

① 年龄＞50岁（近10年未接受过结肠检查）。

② 有消化道症状，如便血、黏液便及腹痛。

③ 不明原因贫血或体重下降。

④ 曾有结直肠病史或结直肠癌癌前疾病，如结直肠腺瘤、溃疡性结肠炎、克罗恩病、血吸虫病等。

⑤ 直系亲属有结直肠癌或结直肠息肉。

⑥ 有盆腔放疗史。

⑦ 粪便隐血试验结果为阳性。

2.5　痔 的 治 疗

2.5.1　保守治疗

1. 饮食疗法

调整饮食结构，包括摄入足量的液体和膳食纤维，以及形成良好的排粪习惯，对预防痔和痔的非手术治疗有重要意义。摄入膳食纤维可持续改善痔患者的出血症状，但摄入纤维对改善痔患者脱垂、疼痛和瘙痒症状的效果不明显。

便秘和异常的排粪习惯，如紧张、久坐、频繁排粪等会增加患痔的风险，医师应告知患者保持正确的排粪习惯，如避免紧张、限制排粪时间。

2. 物理疗法

便后及时回纳、提肛运动、冷凝、坐浴。坐浴是治疗痔的传统方法，适用于治疗痔急性、炎性、水肿、疼痛、血栓形成患者，治疗有效率较高。

3. 药物疗法

（1）通便剂。适用于痔合并便秘患者，根据便秘Ⅳ度痔患者，主要药物如下：

① 纤维素和容积性泻剂：小麦纤维素颗粒、麦麸等。

② 渗透剂：聚乙二醇、乳果糖等。

③ 促动力剂：普芦卡必利等。

④ 促分泌剂：鲁比前列酮、利那洛肽等。

⑤ 补充和替代治疗：西梅干、蜂蜜、芝麻油、益生菌等。

⑥ 刺激性泻剂：药物本身有副作用，容易引起痔脱出水肿加重，不推荐临床常规使用。

⑦ 中医药：辨证论治。

（2）血管活性药物。血管活性药物是一类由植物提取物或合成化合物组成的异质类药物，可用于治疗急性和慢性痔，其确切的作用机制尚不清楚，但已证明可改善静脉张力、稳定毛细血管通透性和增加淋巴引流。主要用于治疗Ⅰ～Ⅳ度痔患者。

（3）局部外用药物。局部外用药物包括栓剂、软膏、掺药、洗剂等。

2.5.2　侵入性治疗

保守治疗无效的Ⅰ～Ⅲ度内痔患者和不愿意接受手术治疗或存在手术禁忌证的Ⅳ度内痔患者。

1. 套扎疗法

套扎疗法是应用套环对内痔进行结扎的一种方法，其原理是通过器械将套环套扎在内痔的基底部，通常位于齿状线上方的痛觉不敏感区域，利用套环的束扎力来阻断内痔的血液供给，造成被套扎组织的缺血坏死、脱落，套扎组织通常会在术后3～14天内脱落。

禁忌证：

（1）凝血功能障碍或正在使用抗凝药物。

（2）外痔。

（3）免疫功能缺陷未得到有效控制者。

（4）结直肠肛管有炎性病变或肿瘤，如肛门直肠感染、脓肿、瘘管、结直肠炎、结直肠肿瘤。

（5）有盆腔放疗史。

（6）近3个月内有行硬化剂注射治疗史。

（7）妊娠期妇女。

（8）糖尿病血糖控制不佳者。

2. 注射疗法

硬化剂注射疗法的基本原理是通过将药物注射到痔及周围组织中,产生无菌性炎症,从而诱发组织纤维化而使痔血管闭塞、组织萎缩、出血停止等,其作用机制根据注射药物的不同而有所区别。常用的注射药物有聚多卡醇注射液、消痔灵注射液等。聚多卡醇是一种新型的泡沫型硬化剂,之前用于大隐静脉曲张的治疗,临床使用于内痔注射,效果显著,但需进一步临床试验验证。坏死剂注射或插入法(枯痔丁、枯痔液),由于并发症较多、安全可控性差,临床已经很少使用。

3. 铜离子治疗

铜离子带有正电荷,血管内血液中的血小板、白细胞、红细胞等表面均带有负电荷,铜离子的化学性质是极不稳定的,它可以改变血管内的负电位。铜离子与血液中的有效成分发生电化学反应,使病变部位产生电解质的改变及酸化,细胞纤维素黏于管壁释放出导致血液凝固的各种凝血因子,血流变慢并逐渐凝固导致血栓形成,诱发血管内膜炎而起到治疗作用。通过铜针把铜离子输入到痔核内导致局部组织和血管发生变化,形成痔核内毛细血管血栓,使血管逐渐闭塞,干扰痔核内微循环,而达到止血和痔核萎缩的目的。适应证主要是以出血和脱出为主要症状的内痔和混合痔的内痔部分。

2.5.3 手术治疗

保守治疗和/或套扎疗法、注射疗法没有取得可接受结果的Ⅱ～Ⅲ度痔患者或愿意接受手术治疗的Ⅳ度内痔、混合痔患者,可考虑手术治疗。医师在术前应与患者讨论每种手术疗法的优缺点,在综合考虑患者意见、操作可行性和进一步操作的适用性后,选择最佳的手术疗法。痔切除术适用于Ⅱ～Ⅳ度内痔、外痔、混合痔;吻合器痔切除固定术适用于环状脱垂的Ⅱ～Ⅳ度内痔和混合痔;经肛痔动脉结扎术(THD)适用于Ⅱ～Ⅲ度内痔患者。

1. 痔切除术

传统的痔切除方法,采用的主要是外剥内扎术。鉴于对手术创面处理的不同,存在开放式和闭合式两种手术类型。其最具代表性的术式为 Milligan-Morgan 手术(创面开放式)和 Ferguson 手术(创面闭合式)。目前国内外开展的各种痔切除术大多基于此术式的演变。尽管痔切除术存在一些缺点,如术后疼痛、恢复期较长、肛门自制功能及肛管精细感觉受到一定影响,但该方法治疗效果明显,成功率较高,仍然是Ⅱ～Ⅳ度痔及混合痔患者的首选手术方式和"金标准术式"。

2. 吻合器痔切除术

吻合器痔切除术是一种利用吻合器经肛门切除齿状线以上近端直肠黏膜及下层组织,从而引起肛垫上移和供血动脉阻断的一种手术技术。相比痔切除术,吻合器痔切除术的短期效益更好,如疼痛更轻、伤口愈合效果更好,住院时间、手术时间和恢复正常活动的时间更短,患者的满意度更高。

对于寻求较少痛苦的痔患者,吻合器痔切除术可作为痔切除术的替代疗法之一,但在计划实施吻合器痔切除术前,医师应告知患者,该手术虽然短期效益更好,但该手术具有较高的复发率、脱垂、感染、肛门狭窄、肛门坠胀、大出血风险。对于有贫血、长期有痔危险因素的老年患者,不建议采用吻合器痔切除术治疗。

3. 经肛痔动脉结扎术

经肛痔动脉结扎术通过结扎阻断供应痔核的动脉血管,阻断痔供血,从而促使痔组织萎缩并减轻痔脱垂症状。与痔切除术相比,经肛痔动脉结扎术具有减轻术后疼痛和快速恢复工作能力的优势,但术后复发率较高。经肛痔动脉结扎术比吻合器痔切除术术后疼痛明显更轻。

2.5.4 特殊痔患者的治疗

1. 痔合并免疫缺陷

对于合并免疫缺陷的痔患者,建议首选保守治疗,保守治疗无效时,建议套扎疗法、注射疗法、铜离子治疗,也可以考虑手术治疗。需注意的是,任何干预措施都会增加免疫缺陷患者肛门直肠感染和组织愈合不良的风险。

2. 妊娠期、产后早期痔患者

对于患有痔的妊娠期或产褥期的妇女,应优先进行保守治疗;保守治疗无效时,在产科医生监护下,妊娠中期、产褥期,可考虑行侵入性治疗或手术治疗。妊娠早期有流产风险、妊娠晚期有早产风险。遂孕前痔病的早发现早治疗尤为重要。

3. 痔合并凝血功能障碍

保守治疗应作为痔合并凝血障碍患者的主要治疗方式;对于保守治疗不成

功的痔合并凝血障碍患者,可考虑采用注射疗法或经肛痔动脉结扎术。手术治疗则必须参考相关指南和血液科会诊下制定周密可靠的诊疗方案;不建议采用套扎疗法治疗合并凝血功能障碍的痔患者。

4. 痔合并炎性肠病

痔合并IBD患者应首选保守治疗;对于已经确诊IBD患者的症状性痔,在进行外科干预之前必须详细告知患者相关并发症和风险;缓解期的溃疡性结肠炎患者,当合并保守治疗不能缓解痔症状时,可以选择性行痔切除手术、痔套扎术或经肛痔动脉结扎术,不建议采用吻合器痔切除术、注射疗法;克罗恩病患者的肛周皮赘应当采用保守治疗,并积极治疗原发疾病。

2.6 疗效评定、出院标准及随访

2.6.1 疗效评定

(1)治愈:症状消失,痔核消失或全部萎缩,疗效指数≥95%。
(2)显效:症状改善明显,痔核明显缩小或萎缩不全,疗效指数≥75%。
(3)有效:症状轻度,痔核略有缩小或萎缩不全,疗效指数≥30%。
(4)未愈:症状体征均无变化或手术创面未愈合,疗效指数<30%。

2.6.2 出院标准

(1)患者一般情况良好,正常饮食,排便顺畅,无明显排便时肛门疼痛,各项实验室检查结果正常。
(2)肛门部创面无异常分泌物,引流通畅,无明显水肿、出血、狭窄等。

2.6.3 随访

患者出院后1周内常规电话随访其术后症状及创面恢复情况;每周门诊随访一次,门诊随访4~8周。

参 考 文 献

［1］ 中国中西医结合学会大肠肛门病专业委员会. 中国痔病诊疗指南：2020［J］. 结直肠肛门外科，2020，26（5）：519-533.

［2］ Yamana T. Japanese Practice Guidelines for Anal Disorders I. Hemorrhoids［J］. Journal of the Anus, Rectum and Colon，2017，1（3）.

［3］ Aoki T, Hirata Y, Yamada A, et al. Initial Management for Acute Lower Gastrointestinal Bleeding［J］. World Journal of Gastroenterology，2019，25（1）：69-84.

［4］ 中华医学会外科学分会结直肠肛门外科学组，中华中医药学会肛肠病专业委员会，中国中西医结合学会结直肠肛门病专业委员会. 痔临床诊治指南：2006 版［J］. 中华胃肠外科杂志，2006，9（5）：461-463.

［5］ Gallo G, et al. Consensus Statement of the Italian Society of Colorectal Surgery (SICCR)：Management and Treatment of Hemorrhoidal Disease［J］. Techniques in Coloproctology，2020，24（2）. Doi：10. 1007/s10151-020-02149-1.

［6］ Surgery of the Anus, Rectum and Colon：5th edn. ［J］. Proceedings of the Royal Society of Medicine，1984，77（9）：808.

［7］ Provenzale D, Gupta S, Ahnen D J, et al. NCCN Guide Lines Insights：Colorectal Cancer Screening：Version 1.2018［J］. J. Natl Compr. Canc. Netw, 2018, 16(8)：939-949.

［8］ Gaj F, Trecca A. New "PATE 2006" System for Classifying Hemorrhoidal Disease：Advantages Resulting from Revision of "PATE 2000 Sorrento"［J］. Chir Ital, 2007, 59 (4)：521-526.

［9］ US Preventive Services Task Force, Bibbins-Domingo K, Grossman D C, et al. Screening for Colorectal Cancer：US Preventive Services Task Force Recommendation Statement［J］. JAMA, 2016, 315(23)：2564-2575.

［10］ Rex D K, Boland C R, Dominitz J A, et al. Colorectalcancer Screening：Recommendations for Physicians and Patients from the U. S. Multi-Society Task Force on Colorectal Cancer［J］. Am J Gastroenterol, 2017, 112(7)：1016-1030.

［11］ Peery A F, Sandler R S, Galanko J A, et al. Risk Factors for Hemorrhoids on Screening Colonoscopy［J］. PLoS One, 2015, 10(9)：e0139100.

［12］ Alonso-Coello P, Mills E, Heels-Ansdell D, et al. Fiber for the Treatment of Hemorrhoids Complications：A Systematic Review and Meta-Analysis［J］. Am J Gastroenterol, 2006, 101(1)：181-188.

［13］ Arora G, Mannalithara A, Mithal A, et al. Concurrent Conditions in Patients with Chronic Constipation：A Population-Based Study［J］. PLoS One, 2012, 7(10)：e42910.

[14] Johannson H O, Graf W, Pahlman L. Bowel Habits in Hemorrhoid Patients and Normal Subjects[J]. Am J Gastroenterol, 2005, 100(2): 401-406.

[15] Alonso-Coello P, Mills E, Heels-Ansdell D, et al. Fiber for the Treatment of Hemorrhoids Complications: A Systematic Review and Meta-Analysis [J]. Am J Gastroenterol, 2006, 101(1): 181-188.

[16] Drossman D A, Hasler W L. Rome IV-Functional GI Disorders: Disorders of Gut-Brain Interaction[M]. Gastroenterology, 2016,150(6):1257-1261.

[17] Perera N, Liolitsa D, Iype S, et al. Phlebotonics for Haemorrhoids[J]. Cochrane Database Syst Rev, 2012(8): CD004322.

[18] 中国中西医结合大肠肛门病专业委员会痔套扎治疗专家组. 痔套扎治疗中国专家共识:2015版[J]. 中华胃肠外科杂志, 2015, 18(12): 1183-1185.

[19] 中国中西医结合学会大肠肛门疾病专业委员会. 痔芍倍注射疗法临床应用指南:2017版[J]. 中华胃肠外科杂志, 2017, 20(12):1434-1436.

[20] 王林君,董阳民,王松茂,等. 超声引导下聚多卡醇泡沫硬化剂治疗大隐静脉曲张的早期临床疗效分析[J]. 中国普通外科杂志,2016,25(6):931-934.

[21] Shanmugam V, Thaha M A, Rabindranath K S, et al. Systematic Review of Randomized Trials Comparing Rubber Band Li-Gation with Excisional Haemorrhoidectomy[J]. Br J Surg, 2005, 92 (12): 1481-1487.

[22] Altomare D F, Giuratrabocchetta S. Conservative and Surgical Treatment of Haemorrhoids[J]. Nat Rev Gastroenterol Hepatol,2013, 10(9): 513-521.

[23] Jayaraman S, Colquhoun P H, Malthaner R A. Stapled Hemorrhoidopexy is Associated with a Higher Long-term Recurrence Rate of Internal Hemorrhoids Compared with Conventional Excisional Hemorrhoid Surgery[J]. Dis Colon Rectum, 2007, 50(9): 1297-1305.

[24] Jayaraman S, Colquhoun P H, Malthaner R A. Stapled Versus Conventional Surgery for Hemorrhoids[J]. Cochrane Database Syst Rev, 2006(4): CD005393.

[25] Tjandra J J, Chan M K. Systematic Review on the Procedure for Prolapse and Hemorrhoids (Stapled Hemorrhoidopexy)[J]. Dis Colon Rectum, 2007, 50(6): 878-892.

[26] Lai H J, Jao S W, Su C C, et al. Stapled Hemorrhoidectomy Versus Conventional Excision Hemorrhoidectomy for Acute Hemorrhoidal Crisis [J]. J Gastrointest Surg, 2007, 11(12): 1654-1661.

[27] Morandi E, Merlini D, Salvaggio A, et al. Prospective Study of Healing Time after Hemorrhoidectomy: Influence of HIV Infection, Acquired Immunodeficiency Syndrome, and Anal Wound Infection[J]. Dis Colon Rectum, 1999, 42(9): 1140-1144.

[28] 石斌,许方方. 痔的黏弹体学说初探[J]. 中国肛肠病杂志,2015,35(8):65-67.

[29] 黄乃健. 中国肛肠病学[M]. 济南:山东科学技术出版社,1996.

[30] 汪建平. 中华结直肠肛门外科学[M]. 北京:人民卫生出版社,2014.

[31] 张东铭. 大肠肛门局部解剖与手术学[M]. 合肥:安徽科学技术出版社,2006.

[32] 安阿月. 肛肠病学[M]. 北京:人民卫生出版社,2005.

第3章 肛周脓肿

3.1 定义及流行病学

直肠肛管周围脓肿是指直肠肛管周围软组织内或其周围间隙发生的急性化脓性感染,并形成脓肿。脓肿破溃或切开引流后自愈可能性极小,常形成肛瘘,并认为这是肛管直肠炎症的不同病理过程、不同时期的表现,脓肿是急性期,肛瘘是慢性期。根据2019年中国科学技术大学附属第一医院(安徽省立医院)肛肠外科做的一项单中心研究《肛周脓肿病原菌分布特征及耐药性分析》,该病男性发病率高于女性(8.1∶1),好发于中青年男性,以单一病原菌感染为主,混合感染少见;致病菌以革兰阴性杆菌为主,其中大肠埃希菌最常见;产超广谱β-内酰胺酶菌株在大肠埃希菌检出率为51.67%,不建议经验使用第三代头孢菌素和单环β-内酰胺酶抗生素药物;大肠埃希菌对碳青霉烯类抗生素均敏感,哌拉西林/他唑巴坦、阿米卡星耐药率低、敏感性高,氨苄西林耐药率较高。

3.2 诊疗流程

肛周脓肿诊疗流程如图3.1所示。

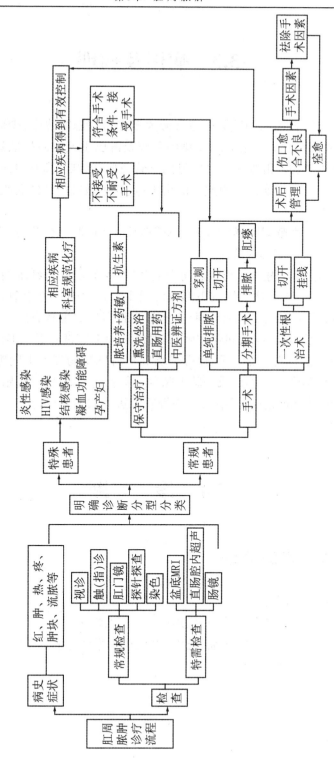

图 3.1 肛周脓肿诊疗流程图

3.3　病因及病理

病因：肛管直肠周围脓肿的感染源大多来自肛隐窝感染，少数继发于肛管直肠外伤或血路感染。肛隐窝感染沿肛腺及淋巴引流方向扩散到肛管直肠周围间隙，形成脓肿。肛隐窝炎是常见的肛管炎症，因肛隐窝开口向上，粪便易嵌入或损伤，细菌经损伤侵入引起肛隐窝炎，炎症刺激肛门括约肌收缩，肛隐窝引流不畅，加重感染。

病理：肛管直肠周围感染可分为3个阶段：① 肛腺感染阶段；② 肛管直肠周围脓肿阶段；③ 肛瘘形成阶段。

肛腺感染后在内外括约肌之间生成脓肿，然后沿联合纤维向各方面蔓延，发生各类脓肿。向下达肛周皮下形成肛周皮下脓肿；向内至肛管皮下组织内形成脓肿或破溃；向外穿过外括约肌至坐骨直肠窝形成坐骨直肠窝脓肿，进入肛管后间隙形成肛管后深浅间隙脓肿，有时继续向上穿过肛提肌形成骨盆直肠间隙脓肿、直肠后间隙脓肿。脓肿可围绕肛管后肛尾韧带上下间隙及直肠后间隙，由一侧蔓延到另一侧形成马蹄形脓肿。甚者向前进入膀胱周围间隙并向上进入腹壁腹膜外间隙；向后沿直肠周围间隙进入腹膜后间隙，广泛蔓延形成坏死性筋膜炎。

3.4　诊　　断

3.4.1　临床表现

（1）多数起病急骤。

（2）肛门直肠周围肿块，红肿、疼痛，破溃后流脓。

（3）可伴有恶寒发热、头痛、乏力、食欲减退等全身感染性症状。

（4）偶伴有小便困难。

3.4.2　专科检查

（1）视诊：肛周可红肿，肿块高出皮面。

（2）指诊：肛门直肠局部皮温升高，触痛或压痛，有波动感或硬结包块，或直肠内黏膜饱满，肛温高于正常。

（3）肛门镜检：观察直肠内有无内口、脓血及其他病变。

3.4.3　辅助检查

肛管直肠压力测定、肛周彩超，直肠腔内超声（EUS）、盆腔CT、纤维肠镜检查、盆腔MRI检查。

以上诊断方法联合使用可提高诊断肛瘘的准确性，EUS、MRI和麻醉下探查的准确率分别为91％、87％和91％，而两种技术联合使用的准确率可达100％。

3.4.4　分类

1. 根据脓肿形成部位分类

根据脓肿形成部位分类一般可以分为以下6类：

（1）皮下脓肿：在肛门周围皮肤下面形成的浅表脓肿。

（2）黏膜下脓肿：在直肠黏膜下层内形成的高位脓肿。

（3）坐骨直肠间隙脓肿：在坐骨直肠间隙形成的脓肿。

（4）骨盆直肠间隙脓肿：在骨盆直肠间隙内形成的脓肿。

（5）肛管后间隙脓肿：在肛管后间隙形成的脓肿。

（6）直肠后间隙脓肿：在直肠后间隙内形成的脓肿。

2. 根据脓肿解剖位置的高低分类

根据脓肿解剖位置的高低可分为：

（1）高位脓肿：位置在肛提肌以上的脓肿，如骨盆直肠间隙脓肿、直肠黏膜下脓肿、直肠后间隙脓肿、高位肌间脓肿。

（2）低位脓肿：位置在肛提肌以下的脓肿，如坐骨直肠间隙脓肿、皮下脓肿、肛管后脓肿、低位肌间脓肿。

3.4.5　鉴别诊断

1. 肛周毛囊炎、疖肿

好发于肛门周围毛囊,因发病与肛隐窝无病理性联系,破溃后不会形成肛瘘。

2. 肛旁皮脂腺囊肿

肛旁包块,但无皮肤红肿和压痛,表面光滑呈圆形,边缘清楚,无全身症状。皮脂腺囊肿感染化脓与肛周脓肿难鉴别。

3. 克罗恩病之肛周脓肿

局部红肿,疼痛较轻,肛周感染也可成克罗恩病的首发症状。肠镜、活检、克罗恩病史可鉴别。

4. 坏死性筋膜炎

急性坏死性筋膜炎是一种急性混合型细菌性感染性疾病,其特点为发病急、进度快、病死率高,多由肛窦至肛周间隙,进一步扩散到会阴筋膜,上可至阴部、腹部,下至双下肢,5～7天即可形成大面积皮肤、筋膜坏死,全身中毒症状严重,局部皮肤颜色由红色转紫色或蓝黑色、褐色,溃烂,触诊有局限性或广泛性捻发音,疼痛不堪。

5. 肛周化脓性汗腺炎

肛周化脓性汗腺炎是肛周皮肤反复发作的多发性结节,逐渐形成许多浅表性的皮下瘘管、窦道和小脓肿。但是检查时发现,病变与肛管直肠无明显关系,找不到内口。

6. 肛管直肠周围囊肿

肛旁反复肿痛,破溃流脓,伤口经久不愈,肛门下坠感,排便困难,且肛周脓肿2次以上手术仍不能治愈者,挤压肛周破溃口有清亮液体流出者,或肛周或直肠周围有"无明显肿胀疼痛的囊性包块",应高度考虑囊肿可能。予以盆腔MRI/CT等检查,同时建议肛周脓肿术后常规将脓腔壁组织做病理检查。

7. 肛周结核性脓肿

结核性肛周脓肿病程长,经数日至数月后才形成脓肿,患者疼痛不剧烈,可伴有低热、局部红肿,脓肿破溃后流出清稀脓汁,脓口凹陷,周围皮肤发青或青白色,常有数个流脓的外口,对久治不愈者及早行脓液分泌物涂片抗酸染色、培养、结核菌素试验、结核杆菌酶联免疫试验(T-spot)、痰培养、血沉、活检等检查。全身检查可发现肺部、大肠或其他部位有结核病灶,而确诊需局部活体组织病理检查。

3.5　治　疗　方　案

肛周脓肿主要通过手术治愈,非手术疗法只能缓解症状,防止感染扩散使之局限缩小。临床症状和体征决定了手术的时机。治疗的目的是对脓腔进行减压,以防止感染蔓延扩散引起危及生命的严重并发症(如盆腔脓毒症、坏死性筋膜炎等)。

3.5.1　非手术治疗

1. 抗生素治疗

抗生素治疗最常见。临床应用时应根据细菌培养＋药敏结果选择针对性抗菌药物治疗,从而改善预后、提高疗效。不建议单纯使用抗生素治疗。抗生素应该配合抽脓、切开排脓、一次性根治术使用。

2. 熏洗坐浴

熏洗坐浴是治疗肛周脓肿常用方法,熏洗时先将药物(复方黄柏液、高锰酸钾片、中药熏洗方剂)配制成水溶液,然后借助蒸腾的药汽对患处进行熏蒸并趁热淋洗,通过药物本身的功效和药浴的温热作用达到治疗效果。熏洗时药液雾化为负离子蒸汽作用于患处,利于皮肤黏膜吸收充分发挥药效,能极大地降低痛觉神经的兴奋性,通过温热刺激,能改善局部组织的充血和水肿,对病灶的细菌起到较强的抑制和消炎作用。

3. 直肠给药

直肠黏膜具有很好的药物吸收能力,利用此机制,可以达到肛门直肠最大血药浓度,取得更好的治疗效果。常用的药物有马应龙麝香痔疮膏、肛泰软膏、九华膏、黄连膏等。

4. 中医辨证方剂

初发期:脓肿还未形成,主要病理是经络阻滞、气滞血凝,不通则痛,壅遏则热,热盛肉腐,仙方活命饮加减;脓肿期:脓已成而未溃破,热盛肉腐成脓,托里透脓汤加减;溃脓期:手术切开或自然溃脓,托里透脓散加减。

3.5.2　手术治疗

1. 手术原则
彻底清除感染病灶的同时,尽量保留括约肌结构的完整性。

2. 手术切口及路径的选择
手术入路(经直肠或肛门周围)的选择取决于脓肿的位置。手术的目的是在彻底清除感染病灶的同时尽量保留括约肌结构的完整性。通常切口应尽量靠近肛门边缘,以尽量减少后期可能形成的瘘管长度,同时确保仍能提供足够的引流。肛周皮下及坐骨直肠窝脓肿,可选择肛周的线形或椭圆形切口,放射状或与肛门括约肌纤维呈平行。对于括约肌间脓肿,推荐通过内括约肌切断术经肛内引流。对于肛提肌上方的脓肿,如起源于括约肌间脓肿向上延伸,可通过直肠壁切开做内引流或经肛门在脓腔中置入引流管,如起源于坐骨直肠窝脓肿向上蔓延者则通过肛周皮肤向外部引流。这样处理肛提肌上方脓肿将有助于预防复杂瘘管形成。对于脓肿范围广泛的,可做多个放射状切口或弧形切口以便于引流。

3.5.3　手术方式

1. 单纯切开/穿刺引流术
临床应用该术式原则上可适用于所有肛周脓肿,传统观点认为肛周脓肿乃急性化脓性感染,暂时单纯切开引流或穿刺引流,脓液排出后病情即刻缓解,但这种术式常引起脓肿复发或者形成肛瘘,需二次手术。

2. 一次性根治术
临床应用该术式一般适用于低位脓肿或低位瘘管性肛周脓肿,包括肛周皮下脓肿、低位肌间脓肿、会阴筋膜下脓肿、肛门后间隙脓肿、黏膜下脓肿。该术式选择的标准就是结合肛内超声判定感染内口位置,通过术中探查明确,感染范围相对较小,以便对感染内口及全脓腔作底小口大的"V"形扩创切除,这样才能保证脓肿的预期根治性。

3. 切开挂线术

临床应用该术式一般适用于位置在肛提肌以上的脓肿,如骨盆直肠间隙脓肿、直肠后间隙脓肿、高位括约肌间脓肿,挂线分为实挂线(低切高挂、中位挂线、浅挂线)及虚挂线等方法。

(1) 低切高挂法。采用齿线以下部位肛管直接切开,齿线以上至脓腔顶端挂线,由于挂线至脓腔最高点,因此通过橡皮筋或丝线慢性切割的同时,对脓腔顶端起持续引流作用,待炎症消退,切割两侧直肠环也基本炎性粘连固定。这种术式虽然避免了肛门失禁的风险,但是由于切割挂线位置高,肛门功能会有不同程度的损害,优点是引流彻底治愈率高,是目前临床疗效确切的方法之一。

(2) 虚挂线法。虚挂线就是舍弃了实挂线中的慢性勒割作用,术中处理只挂线不扎紧,术后也不进行紧线,兼有异物刺激及引流作用,达到使感染腔隙脓液充分引流,同时通过异物刺激促进肉芽填充至愈合。该方法最主要的优点就是术后疼痛轻和对肛门功能的损伤小。

4. 三间隙引流术

三间隙引流术是一种完全保留肛门括约肌的创新术式,适用于腺源性肛瘘。临床应用三间隙引流术式是根据肛周脓肿发生的"隐窝腺感染学说"而提出的,其基本的生理病理发展过程是粪渣进入肛隐窝,进而堵塞肛腺导管,肛腺分泌液排出受阻而积液,从而引起肛腺的感染,首先向下蔓延成黏膜与内括约肌之间的黏膜下间隙,形成黏膜下脓肿;然后进一步向下蔓延成内外括约肌间的括约肌间间隙,形成括约肌间脓肿;最后向后侧蔓延成。手术方法是以脓肿波动最显著部位为中心做放射状切口,充分引流外括约肌外间隙,分离括约肌间脓腔间隔,将黏膜下间隙切开,如果存在感染则需要对感染区痔核结扎,并对创缘进行修理,止血完毕后,填入灭菌凡士林纱布和吸收性明胶海绵,常规留置排气管,以无菌纱布加压包扎。

5. 外置管引流术

临床应用该术式一般适用于脓腔范围广、位置较深的坐骨直肠间隙脓肿、马蹄形脓肿、直肠后深间隙脓肿等。特别是对于多腔隙深部肛提肌上肛周脓肿,早期出于对肛门功能的保护,加之对原发感染内口的不确定,不可能大范围切开切除,如果通过精确定位各深部感染腔隙并置管引流,则为后期治疗成功提供必要的保证;如果术中探查感染内口明确并在齿线处,则将内口以下组织切开,再结合置管引流,可提高治愈率。因此,选择好肛周脓肿第一次的处理方法很重要。如确因位置高范围广,不能做一期根治手术,针对感染病灶复杂性,各腔隙间隔未打开并进行充分减压引流是肛周脓肿复发或高位复杂性肛瘘形成的重要因素。另外在引流管的选择方面,一般根据脓腔的范围、形态及深浅置入不同型号种类的引流管,包括 T 管、蕈状头导管及单、双腔导尿管等,关键是所有潜在腔隙能够放置到位,以保证充分引流。

6. 隧道式拖线术

临床应用该术式适用于马蹄形肛周脓肿(低位、高位),对高位马蹄形肛周脓肿,则选择以隧道式拖线术式为主,辅助内口切除结扎、高位置管、负压引流、切开旷置、药线引流等组合术式,体现中医微创理念,在提高疗效的同时有效减少了对肛门外形及功能的损伤。拖线要点:① 拖线股数一般多采用 10 股医用 7~0 丝线,可根据腔隙宽细,为到达最佳引流效果,丝线股数可适当增加;② 拟拖线的长度一般以主切口与辅助切口之间长度<5 cm 为宜,若拟拖线腔隙长度>5 cm,则可增加辅助切口,再予以分段对口拖线处理。

3.6 其他特殊类型肛周脓肿的治疗

3.6.1 克罗恩病肛周脓肿

充分引流+药物辅助仍是克罗恩病脓肿的治疗首选。

(1) 松弛挂线可以作为复杂性克罗恩病脓肿的综合性治疗和长期姑息性治疗,对于复杂性克罗恩病肛周脓肿,长期挂线引流可以有效地改善炎症和避免外口闭合。

(2) 粪便转流术对控制克罗恩病肛周脓肿是有效的:对于复杂性克罗恩病肛周病变,有 31%~49% 的患者需要行粪便转流手术。证据显示,行粪便转流术后,约有 81% 的患者症状得到改善。尽管肛周克罗恩病最佳的治疗方式为药物治疗,但仍有 68% 的患者最终需要行直肠切除术来控制难治性症状。

3.6.2 伴 HIV 感染的肛周脓肿

在感染科会诊指导下,可进行穿刺抽脓、切开排脓,也可进行一次性根治术。

3.6.3　伴结核感染的肛周脓肿

治疗原则与肛周脓肿相同,同时结合规范的抗结核治疗。

3.6.4　婴幼儿肛瘘

婴幼儿肛周脓肿的自愈倾向是部分医师选择保守治疗的主要原因。保守治疗虽能使患儿暂时避免手术痛苦,但是病情的反复发作也给患儿带来伤害,甚至导致病情加重。手术治疗能够快速缓解不适症状,但是盲目追求单纯的切开治疗而忽略根治,也是不可取的。诊断明确的症状、反复发作、肛周脓肿或肛瘘需要手术治疗,手术安全有效。

3.7　疗效评价、出院标准及随访

3.7.1　疗效标准

(1) 治愈:去除病灶,症状体征消失,切口愈合良好。
(2) 好转:治疗后症状好转或形成肛瘘。

3.7.2　出院标准

(1) 临床治愈或好转,患者一般情况良好,正常流质或半流质饮食,排便顺畅,无明显肛门周围疼痛,体温正常,不需要住院处理的并发症和/或合并症。
(2) 患者创面基本愈合,肛门部创面无异常分泌物,引流通畅,无明显水肿、出血,或创面接近愈合者、肉芽新鲜,生长良好者。
(3) 随访:每周一次门诊随访,随访4～8周。

参 考 文 献

[1] 石斌,樊平,等. 肛周脓肿病原菌分布特征及耐药性分析[J]. 中国肛肠病杂志,2019 (12):16-18.

[2] Adamo K, Sandblom G, Brännström F, et al. Prevalence and Recurrence Rate of Perianal Abscess—A Population-Based Study, Sweden 1997-2009[J]. International Journal of Colorectal Disease, 2016, 31(3): 669-673.

[3] Sahnan K, Adegbola S O, Tozer P J, et al. Perianal Abscess[J]. BMJ,2017,356:j475.

[4] 陈飞云,张雷. 肛周脓肿和肛瘘的病因学探究[J]. 中国肛肠病杂志,2020,40(12):74-75.

[5] Gaertner W B, Burgess P L, Davids J S, et al. The American Society of Colon and Rectal Surgeons Clinical Practice Guidelines for the Management of Anorectal Abscess, Fistula-in-Ano, and Rectovaginal Fistula[J]. Dis Colon Rectum 2022,65(8):964-985.

[6] 黄乃健. 中国肛肠病学[M]. 济南:山东科学技术出版社,1996.

[7] 汪建平. 中华结直肠肛门外科学[M]. 北京:人民卫生出版社,2014.

[8] 张东铭. 大肠肛门局部解剖与手术学[M]. 合肥:安徽科学技术出版社,2006.

[9] 安阿月. 肛肠病学[M]. 北京:人民卫生出版社,2005.

第4章　肛　　瘘

4.1　定义及流行病学

肛瘘(anal fistula)是指肛门直肠因肛门周围间隙感染、损伤、异物等病理因素形成的与肛门周围皮肤相通,形成异常通道的一种疾病。一般由原发性内口、瘘管和继发性外口三部分组成。内口为原发性,绝大多数在肛管齿线处的肛隐窝内;外口是继发性的,在肛门周围皮肤上,常不止一个。肛瘘是临床常见的肛肠疾病,多由肛门直肠周围脓肿溃破后形成。其临床特点为:肛门周围硬结、局部反复破溃流脓、疼痛、潮湿、瘙痒。在我国肛瘘占肛肠病发患者数的1.67%~3.6%,可发生于不同性别、年龄,以20~40岁的青壮年多见,婴幼儿发病者亦不少见;男性多于女性,男女比例为(5~6):1;病程长短不一,从数月至数十年不等。

4.2　诊　疗　流　程

肛瘘诊疗流程如图4.1所示。

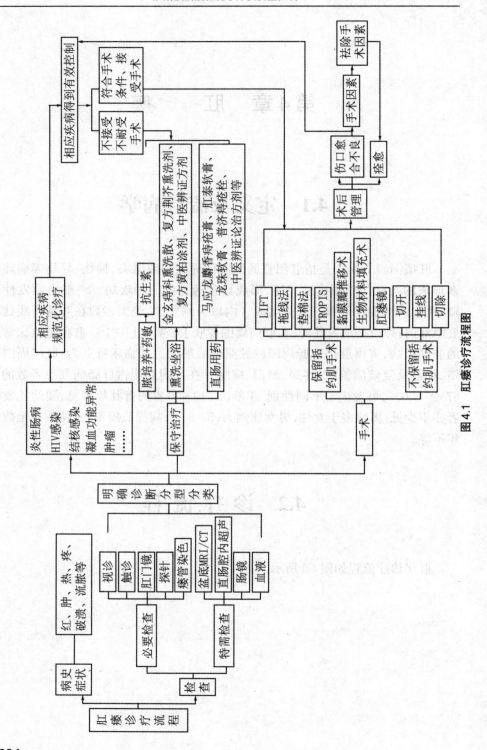

图 4.1 肛瘘诊疗流程图

4.3 病因及病理

4.3.1 肛腺感染学说

该学说由 Eisenhammer(1956)和 Parks(1961)倡导,目前是临床最为认可的发病学说。1980 年 Herrmanm 和 Desfosses 首次发现位于肛门黏膜下及内括约肌内的一种分支或不分支的小管,称为肛腺或肌内腺。人体肛腺组织数量有几个至几十个,多开口于肛窦处,位于齿状线附近。幼儿肛腺较为简单,为管状分支走行,成人肛腺较为复杂,腺泡丰富,走行弯曲。肛腺主要分泌一些黏液,经肛腺导管排至肛隐窝内,起免疫及润滑肛管作用。肛腺分泌受人体激素及神经组织的支配。雄性激素高者肛腺数量较多,且分泌功能旺盛。如果致病菌数量过多或侵袭力强,导致肛腺感染,或肛腺分泌黏液排泄受阻,导致致病菌大量繁殖,再加上患者自身抵抗力下降,就形成了肛周脓肿。肛周脓肿自行破溃或人为切开排脓后,形成致密的纤维组织管道,即肛瘘。

4.3.2 肛周淋巴感染学说

Kuster 于 1965 年曾用印度墨汁注入肛隐窝,观察肛腺与肛周淋巴管的关系。发现墨汁呈放射状进入括约肌间隙的淋巴管,这些淋巴管吻合呈网状,有的穿过间隙内的肛腺,沿联合纵肌纤维向下方延伸,少数长度可达 5～6 cm。据此,Kuster 指出感染可经肛周淋巴管扩散至肛周间隙,而非经肛腺感染扩散。

4.3.3 中央间隙感染学说

1979 年 Shafix 在研究肛门解剖及排便机理中发现肛周脓肿、肛瘘的形成是致病菌沿中央间隙扩散,而非肛腺感染或肛周淋巴路感染。中央间隙包括肛周的纤维组织、平滑肌组织等。

4.3.4 肛周损伤感染学说

肛周皮肤感染和损伤导致，或邻近组织感染所致。当肛周皮肤感染、损伤及形成肛裂时，同时患者免疫力降低不能阻止炎症扩散，形成肛周脓肿和肛瘘。邻近组织感染包括克罗恩病、藏毛窦、骶前囊肿、直肠癌和骨髓炎等[2]。

引起肛瘘的因素可能包括(除去肛周脓肿因素)直肠肛门的损伤、继发于肛裂、会阴部手术、产后会阴侧切、内痔注射术后感染、前列腺尿道手术后、肠道结核、克罗恩病、直肠肛管部肿瘤、抵抗力降低等导致血行感染，以及糖尿病、白血病、再生障碍性贫血、淋巴肉芽肿、骨髓炎等导致机体免疫力降低，由血行感染导致肛瘘。

4.4 分 类

4.4.1 按内外口分类法

(1)单口内瘘：又称为盲瘘，只有内口与瘘管道相通，无外口。

(2)内外瘘：瘘管有内外口。外口在体表，内口在肛窦，下有瘘管相通。此种肛瘘最为多见。

(3)单口外瘘：又称为外盲瘘，只有外口下连瘘管，无内口。此种瘘临床上较少见。

(4)全外瘘：瘘管有两个以上外口相互有管道连通，无内口。此种肛瘘临床上较少见。

4.4.2 按瘘管与肛门括约肌的关系分类法(Parks)

(1)括约肌间瘘。

(2)经括约肌瘘。

(3)括约肌外瘘。

(4)括约肌上瘘。

4.4.3 形态分类法

(1) 直瘘。

(2) 弯曲瘘。

(3) 马蹄形肛瘘。

4.4.4 按肛瘘的病因和病理性质分类

可分为非特异性肛瘘(即化脓性肛瘘)和特异性肛瘘两种。特异性肛瘘又可进一步分为结核性肛瘘、梅毒性肛瘘和放线菌性肛瘘三种。

4.4.5 全国肛肠外科会议(1975)统一标准分类法

以外括约肌深部画线为标志,瘘管经过此线以上为高位,在此线以下为低位,这在国内已普遍采用。① 低位单纯性肛瘘:只有一个瘘管,并通过外括约肌深部以下。内口在肛窦附近。② 低位复杂性肛瘘:瘘管在外括约肌深部以下,外口和瘘管有两个以上者。内口位于肛窦部位(包括多发性瘘)。③ 高位单纯性肛瘘:仅有一个瘘管,瘘管穿过括约肌深部以上。内口位于肛窦附近。④ 高位复杂性肛瘘:有两个以上外口。瘘管有分支,其主管通过外括约肌深部以上,有一个或两个以上内口。

4.4.6 日本肛瘘分类

(1) Ⅰ型(皮下黏膜下肛瘘):① I-L 型(皮下肛瘘);② I-H 型(黏膜下肛瘘)。

(2) Ⅱ型(内外括约肌间肛瘘):① Ⅰ型(低位肛间肛瘘)、Ⅱ-LS 型(单纯性低位肌间肛瘘)、Ⅱ-LC 型(复杂性低位肛间肛瘘);② H 型(高位肌间肛瘘):Ⅱ-HS 型(单纯性高位肌间肛瘘)、Ⅱ-HC 型(复杂性高位肌间肛瘘)。

(3) Ⅲ型(肛提肌下肛瘘):① U 型(单侧肛提肌下肛瘘)、Ⅲ-US 型(单纯性肛提肌下肛瘘)、Ⅲ-UC 型(复杂性肛提肌下肛瘘);② B 型(双侧肛提肌下肛瘘)、Ⅲ-HS 型(单纯性双侧肛提肌下肛瘘)、Ⅲ-HC 型(复杂性双侧肛提肌下肛瘘)。

(4) 肛提肌上肛瘘。

4.5 诊 断

4.5.1 症状体征

肛瘘会表现为以下方面：

（1）流脓、肛门疼痛、瘙痒以及排便不畅的症状，甚至会出现脓血便，出现这些情况要引起重视，尤其是流脓是肛瘘的典型症状，常会在肛瘘的外口出现少量带有脓性、血性及黏液性的分泌物。

（2）疼痛，患者会经常出现局部发颤、难受，在走路的时候比较严重，瘘管感染或者发炎之后就会疼痛加剧，尤其是排便的时候会更加明显。

（3）瘙痒，当瘘管排出的分泌物不断刺激肛门周围的皮肤，就会出现肛周皮肤的瘙痒，此时肛门周围非常潮湿，皮肤也会变色并出现破损，严重的还会出现肛门湿疹、排便不畅。

（4）如果肛瘘长时间得不到有效的治疗及控制，肛门周围皮肤就会形成纤维化的瘢痕，这种情况会影响肛门的闭合，从而影响到排便的效果，导致排便时出现排不尽的感觉。出现肛瘘要及时就医，以免耽误病情。

4.5.2 辅助检查

1. 体格检查

传统常规检查方法查体是肛瘘术前的基本检查方法，包括视诊和触诊，可分辨出简单性或复杂性肛瘘，明确简单性肛瘘内口的位置及走形，但对复杂性肛瘘的内口位置及走形的明确诊断率较低。

2. 探针

探针检查主要应用于手术过程中或麻醉状态下，对直接或者瘘管明确的肛瘘准确率较高，然而用力过度会造成"假瘘管"或者"假内口"，探针检查对于严重瘢痕化或复杂性肛瘘诊断准确率更低。

3. Goodsall定律

Goodsall定律是根据肛瘘外口位置来判断内口，对经后位的肛瘘内口定位准确率较高,然而对经前位的肛瘘内口定位准确率较低,尤其对于女性患者更低,瘘管的走形不但与肛管位置有关系,而且与肛瘘是高位或低位、外口距肛缘的距离均有一定的相关性,单纯依靠Goodsall定律对肛瘘进行诊断,可能造成误诊。

4. 亚甲蓝

亚甲蓝试验是通过外口向瘘管内注入亚甲蓝溶液来确定内口位置,然而其会造成内口周围组织蓝染,增加观察难度,难以明确内口的位置。另外,对于严重瘢痕或迂曲狭长伴有大量脓液的肛瘘,其效果更差,亚甲蓝试验仅能用于明确的内口位置,无法观察肛瘘的走形及有无支瘘,对肛瘘的诊断有一定局限性。

4.5.3 影像学检查

1. 肛管直肠腔内超声

(1) 二维肛管直肠内超声:操作简单、费用低,不会引起患者明显不适,可清晰显示瘘管的内口位置、部分瘘管的走形及与肛管括约肌的关系。但也存在以下缺点:① 如果探头紧贴内口,出现假性闭合的现象,影响内口诊断。② 二维图像不能轴向显示瘘管的长度及走形全貌,仅能观察到部分瘘管的走形,存在一定缺陷。目前,也有对肛瘘经会阴超声诊断的研究,该方法对肛瘘类型诊断、内口位置诊断准确率分别为85.2%、72.3%,对肛瘘内口诊断准确率相对较低,而且不能明确有无支瘘。

(2) 三维肛管直肠腔内超声:采用360°旋转的6~16 MHz高频探头,通过三维立体成像技术,对三维图像进行旋转、剪切、观察,从多个角度明确肛瘘内口位置、走形及与肛周括约肌的关系,获得更准确的定性和定量信息。较二维肛管直肠腔内超声获得更加精确的信息,提高了肛瘘内口、有无支瘘及与肛周括约肌关系诊断的准确率。三维肛管直肠腔内超声能够更好地显示肛瘘内口、瘘管走行全貌、与肛周括约肌的关系及手术可能涉及的括约肌范围,但对于高位复杂性肛瘘的诊断存在一定局限性。

(3) 三维肛管直肠腔内超声结合造影:通过向肛瘘外口注入造影剂,造影剂进入瘘管后释放气体产生气泡,并形成一定压力,气泡借此压力通过瘘管进入肛管或直肠,气泡的存在使瘘管走行区域回声增强,并形成动态化的过程。采用三维肛管直肠腔内超声结合超声造影剂的方法,不但使肛瘘内口定位的准确性更高,而且对具有狭细支瘘的复杂性肛瘘显影时间充足,显示效果更佳,进一步提高了肛瘘内口、走形、与肛周括约肌关系诊断的准确率,尤其是对狭细的支瘘诊断更明确,避免了疏漏。

2. 瘘管X光造影及CT成像技术

瘘管造影是较早用于临床的诊断肛瘘的影像学方法之一,有效地显示出较通畅肛瘘的内口及瘘管走形,对于肉芽组织充填或粘连的支瘘,造影剂通过困难,显影效果不佳,无法做出有效的评估。另外,瘘管造影存在电离辐射,加压注入造影剂可能使细菌、对比剂进入血液引起菌血症,以及对比剂不良反应等。多层螺旋CT具有高密度分辨率,经过图像后处理、重建,可清晰显示肛瘘内口位置及与肛管括约肌、肛提肌的关系,容量重建能三维再现瘘管的形态及走形特点,但瘘管组织对CT成像有衰减效应,对严重纤维化的瘘管及与括约肌、盆底肌肉的关系明确较困难。

3. MRI

MRI通过三维成像,能够准确地描绘出肛瘘与肛周括约肌的关系,对肛瘘做出有效的评估。目前,应用于肛瘘检查的磁共振线圈主要有两种:一种为直肠内线圈,能够分辨直肠周围结构,但也存在患者对直肠内线圈的耐受性较差、成像范围有限、肛提肌上方病变显示不佳、线圈使瘘管内液体的排空不利于病变显示的缺陷;另一种为体表线圈,患者耐受性较好,能取得满意的图像,且成像范围较大,对肛提肌上方的病变显示效果满意。MRI对软组织分辨率较高,对肛瘘的诊断有很大优势,但费用高,耗费时间长,限制该项技术的普及和应用。

4.6　治疗方案

肛瘘的治疗目标是尽可能减少括约肌损伤,消除肛瘘内口和上皮化瘘管。肛瘘治疗方案一定要根据病因、解剖、症状程度、是否有合并症以及外科医师的经验来确定。应该权衡括约肌切断范围、治愈率和肛门功能损伤之间的利弊。

4.6.1　手术治疗

1. 手术原则

肛瘘的手术治疗需要遵循以下三个原则:① 尽可能降低对肛管括约肌的损害,不破坏肛门的生理功能,保留肛门的解剖形态。② 将脓液尽可能引流干净。③ 瘘管要清除彻底,不留残余组织。

2. 手术方式

(1) 传统手术。

① 肛瘘挂线术。挂线术源于公元前 5 世纪并沿用至今,挂线术应用较广泛,适用于低位肛瘘、肛管直肠环未纤维化的高位肛瘘以及作为复杂性肛瘘切开或切除术的辅助方法。其作用机理是通过引流脓液、异物刺激、慢性切割达到治疗肛瘘的目的。挂线术可分为实挂法和虚挂法两种。实挂法是为了有效保护括约肌功能,通过挂线逐步紧线以达到缓慢切割括约肌,主要应用于括约肌上或括约肌外等高位复杂性肛瘘。

② 肛瘘切开术及切除术。肛瘘切开术适用于低位直型或弯型肛瘘,特别是皮下瘘的治疗,也可作为瘘管位于肛管直肠环以下的高位肛瘘的辅助治疗方法。手术方法:将瘘管全部切开,切开时需准确认定内口,将切口修剪成"V"字形,并将切口两侧瘢痕组织充分切除,同时在探针引导下切断括约肌,将瘘管壁肉芽组织刮净,创面敞开并保持引流通畅,最终使切口由基底部开始逐渐自然愈合。

肛瘘切除术适应证与肛瘘切开术基本相同,也适用于继发性炎性肠病结核等疾病,可与其他术式联合应用。在确切探查内口及管道之后,将管壁全部切除(只保留健康组织),修整创缘皮肤,使创面内小外大以利于引流,也可在肛瘘切除术同时行一期缝合术。后者需注意缝合操作技巧及术后适当控便,保持肛周局部环境清洁。

肛瘘切开术及肛瘘切除术曾被认为是治疗肛瘘的最基本术式,基本理念为彻底清除病灶。美国结肠和直肠外科医师学会(American Society of Colon and Rectal Surgeons,ASCRS)制定的最新版肛瘘临床诊治指南认为,肛瘘切开术是治疗单纯性肛瘘的有效方法,推荐等级为 1B,可确切治愈瘘管但可损伤肛门括约肌,故可导致大便失禁。肛瘘切除术同样具有治疗的彻底性,但恢复时间较长,亦有术后大便失禁的风险。这两种术式适用于低位或单纯性肛瘘,在治疗较高位或复杂肛瘘时,需联合其他手术方式。

③ 切开挂线术。切开挂线术源于挂线技术与彻底清除病灶技术的结合发展。将传统切开术与挂线方法结合,既具有切开术的彻底性,又具有挂线慢性切割保护括约肌功能的双重效果,可应用于低位或单纯性肛瘘,也可用于高位复杂肛瘘。但导致括约肌功能受损的风险仍然存在,故对操作者技术的要求较高。切开挂线术对于瘘管累及较大部分括约肌的情况尤为适用。挂线起到缓慢切割和引流作用,利用具有拉力的橡皮筋或药线的机械作用使结扎处组织发

生血运障碍逐渐坏死,结扎线作为瘘管的引流物使瘘管内渗液排出。瘘管表面组织切割过程中,基底创面同时开始逐渐愈合,括约肌虽被切断,但已先与周围组织粘连,达到逐渐切割并逐渐愈合的效果,挂线紧线期间的炎症反应可防止括约肌回缩和分开,故括约肌断裂时不发生大便失禁。目前,切开挂线术以其确切的疗效和较好的括约肌保护(慢性切开)效果,仍是我国较多地区的主流术式之一。

(2) 保留括约肌手术。

① 肛门括约肌间瘘管结扎术(LIFT术)。此术式为避免经肛门括约肌肛瘘术后出现肛门失禁。2006年Rojanasakul最先提出LIFT术,手术要点是确定肛瘘内外口后在探针指引下切开内外括约肌间沟处的皮肤,在靠近外括约肌侧剥离瘘管,在近内口一端结扎瘘管并切断,远端瘘管切断并结扎,刮除其余瘘管内的所有肉芽组织,内口缝合关闭,外口敞开引流。该研究最初对18例肛瘘患者进行治疗,治愈率为94.4%,平均治愈时间为4周,无肛门失禁等并发症,是一种有前景的肛瘘治疗方法。LIFT可完全保留括约肌,避免术后大便失禁,操作简单且不影响复发后二次手术,但存在与内口闭合不全有关的复发。

② 纤维蛋白胶封堵术。纤维蛋白胶封堵术主要用于复杂性肛瘘的治疗。手术要点是正确找到瘘管内口,将内口及瘘管内感染坏死组织彻底清除,用薇乔线缝合内口,瘘管内注入纤维蛋白胶封闭瘘管。由于该术式具有操作简单、微创性、无肛门失禁及可重复治疗的优点,用纤维蛋白胶治疗复杂性肛瘘形成了一种趋势。

③ 生物补片填塞术。随着生物技术的发展和医用生物材料的不断改进,脱细胞异体真皮基质逐渐应用到肛瘘的治疗中,它保留了原有组织的立体支架结构,可作为细胞支架,诱导新生血管及成纤维细胞长入,达到补充、修复组织的作用。其中,肛瘘栓(anal fistula plug,AFP)是由美国开发的一种用于治疗肛瘘的微创治疗方式,使用猪小肠黏膜组织的可吸收生物材料作为生物支架植入,以促进组织的修复和重建,在临床上取得了一定疗效。

④ 黏膜瓣推移(endoanal advancement flap,ERAF)。黏膜瓣推移术曾是欧美国家治疗肛瘘的主流术式,切口可在无张力情况下以可吸收线缝合,且对瘘管的处理形式灵活多样,亦可行隧道式切除或瘘管切除后严密缝合。复发病例可重复手术获得治愈,可确切处理消灭内口,但操作较复杂,且对管道的处理需联合其他术式。

⑤ 视频辅助肛瘘治疗技术(video-assisted anal fistula treatment,VAAFT)。微创视频辅助肛瘘治疗技术是一种保留括约肌治疗肛瘘的新技术。

视频辅助下肛瘘治疗包括诊断阶段和手术阶段:诊断阶段由外口置入肛瘘镜,探查瘘管并准确找到内口,通过视频系统反映到显示器,手术阶段主要是通过电切、搔刮坏死组织并冲洗后选择合适的方式封闭内口。肛瘘镜的优点是视野清晰,能精确识别瘘管及内口,可在直视下电灼瘘管壁且保留括约肌,缺点是镜身不易弯曲影响使用,造价较高不易普及。

⑥ 干细胞移植术(stem cell transplantation,SCT)。间充质干细胞是一种多能干细胞,具有自我更新、多向分化潜能和免疫调节等多种生物学特性。导致肛瘘的主要原因在于创口需要较长时间才能愈合。所以,为了进一步缩短愈合时间,学者们将目光瞄准间充质干细胞,首先对瘘管进行搔刮处理,然后注入间充质干细胞,将内口缝合起来,封闭内口。这种方法的优势在于不会影响肛门括约肌功能,并且能够对同一个患者多次应用,然而治疗成本较高。

⑦ 激光射频瘘管关闭术(fistula-tract laser closure,FILAC)。FILAC基于使用能量输送装置(激光),通过插入瘘管中的探针烧灼破坏管壁的炎性组织,使周围健康结缔组织的巨噬细胞和成纤维细胞增生修复组织,从而达到闭合创口、消灭瘘管的目的。FILAC不需要切割瘘管或括约肌,从外口将特殊的激光探头插入瘘管中并达通道的最远端,激光探头在缓慢退出过程中通过激光探头以360°的激光能量阵列烧灼、破坏瘘管壁的炎性上皮组织及坏死组织,使上皮下组织变性、收缩、愈合。该术式对高位复杂性肛瘘特别是瘘管径较粗大肛瘘的治疗存在局限性,手术效果仍有待提高。

⑧ 黏膜下瘘管结扎术(submucosal ligation of fistula tract,SLOFT)。SLOFT由印度医生Pathak DU首先提出,基于LIFT原理使瘘管结扎点更接近黏膜,从而确切封闭内口,尽可能消灭残留管道。但目前有关该术式治疗效果的报道较少,确切治疗效果有待更多研究进一步证实。

⑨ 内镜夹瘘管闭合术(over-the-scope clip,OTSC)。OTSC Proctology是肛门直肠瘘闭合的手术设备,由一个超弹性镍钛合金夹子组成,将夹子放置在内瘘开口处(借助于经肛门涂药器),实现瘘管的愈合,该设备曾用于内镜下肠瘘的夹闭。目前,应用OTSC治疗肛瘘应用尚少,主要用于针对肛瘘内口的处理,疗效有待进一步探讨。

⑩ PERFACT程序(内口烧灼闭合＋瘘管定期搔刮清理)。PERFACT程序的原理是通过烧灼内口及其周围组织使纤维组织增生从而闭合内口,同时定期搔刮清理管道(包括起初定期到医院给予搔刮清理,以及中后期改为患者自行处理),最终使瘘管逐渐愈合。PERFACT程序可保留括约肌,但术后定期搔刮清理瘘管较繁琐,易受实际执行情况及患者依从性的影响,故确切疗效有待

更多研究进一步探讨。

4.6.2 中医药治疗

应用中医中药在治疗手术后创面愈合方面有着其独特的优势,对手术后期的恢复起着十分显著的作用,主要分为内治法和外治法。

1. 内治法

辨证施治是中医最具特色的治疗方法,依据患者的体质不同,采用不同的治疗方法,以达到辨证施治的目的。① 湿热下注证,治以清热利湿,服用芩连平胃散。② 气滞血瘀证,治以行气活血祛,服用复原活血汤。③ 气血亏虚证,治以补益气血,服用十全大补丸。④ 对于"早期托生肌不致成瘢"的观点,采用"补托"之法,达到健脾、和营、托毒的功效,可服用愈创汤。

2. 外治法

(1)中药熏洗法。将中药用沸水充分煎煮或浸泡后,借助药力及热力,对疾患部位采取先熏后洗的方法,方中可选用秦艽、黄柏、防风、炒苍术、大黄、乳香等加减,具有活血散瘀、消肿止痛、收湿敛疮的功效。

(2)外敷法。将紫草膏、九华膏等涂抹于肛瘘术后创面,起到活血消肿、收敛生肌等作用,促进创面的愈合。

4.7　特殊类型肛瘘及复杂肛瘘的治疗

4.7.1 克罗恩病肛瘘

同克罗恩病肛周脓肿的诊疗。

4.7.2 伴 HIV 感染的肛周脓肿

伴有肛瘘形成,可作松弛挂线引流,如有肛周脓肿形成时,不建议保守治疗。

4.7.3 伴结核感染的肛周脓肿

治疗原则与肛周脓肿相同,同时结合规范的抗结核治疗。

4.7.4 婴幼儿肛瘘

同婴幼儿肛周脓肿的诊疗。

4.7.5 复杂性肛瘘

1992年,全国肛肠学术会议将复杂性肛瘘定义为有两个或两个以上内口、瘘管、外口的肛瘘。2011年,美国结直肠外科医师协会(ASCRS)更新的《肛周脓肿和肛瘘治疗指南》指出,关于复杂性肛瘘的分类,从保护肛门功能的角度出发,将手术后容易导致肛门失禁的肛瘘均纳入复杂性肛瘘的范畴,包括瘘管穿越肛门外括约肌的30.0%~50.0%(高位括约肌间、括约肌上方和外方),女性前侧瘘管,复发性瘘管,伴有肛门失禁、局部放疗后肛瘘、克罗恩病肛瘘,多个瘘管的肛瘘。

复杂性肛瘘的治疗不再过分强调愈合或根治,而更加注重肛门功能、形态、精细感觉、生活质量等。挂线疗法经过不断的改良和发展,是治疗复杂性肛瘘的有力手段,但仍有不少患者术后出现复发或轻-中度肛门失禁。国外近年兴起的生物疗法虽然创伤极小,但因其费用高、疗效不确定及复发率高限制了其在我国更为广泛的应用。保留括约肌手术一直维持着相当的活力和热度,尤其是在现代医学极力倡导微创治疗及生活质量的大背景之下。经括约肌间瘘管结扎术作为一项创新性新技术,其临床疗效和安全性已得到初步证实,保护肛门功能的显著优势亦得到广泛认可,且适合推广。

4.8 疗效评定、出院标准及随访

4.8.1 痊愈标准

肛瘘手术后痊愈的标准要从两个方面来看。第一个方面是形态学，肛瘘愈合后，瘘管应当消失，肛门肿痛流脓的症状应该消失，伤口基本上愈合，结成瘢痕。第二个是肛门功能方面的评估，就是做了手术以后，患者的排便功能应该要正常，不能出现狭窄或者肛门失禁。

4.8.2 出院标准

（1）患者一般情况良好，正常流质或半流质饮食，排便通畅，无明显不适主诉，体温正常。

（2）创面肉芽新鲜正常，无出血及异常分泌物。术后有皮筋的患者一般等皮筋脱落予以出院。低位肛瘘患者平均住院时间3～5天，复杂性肛瘘住院时间稍延长，有助于观察术后创面的生长和保证早期引流正常，必要时予以紧线或橡皮筋，具体时间需根据患者创面的情况而定。

4.8.3 随访

肛瘘手术后随访出院后的前2个月内需嘱患者按时复查，以确定创面生长正常，无假性愈合、创面感染等问题。2个月后，患者可根据自身情况选择3个月或半年复查一次，以确定有无复发等问题。

参 考 文 献

[1] 李春雨,张有生.实用肛门手术学[M].沈阳:辽宁科学技术出版社,2005:156.
[2] 陈飞云,张雷.肛周脓肿和肛瘘的病因学探究[J].中国肛肠病杂志,2020,40(12):74-75.

［3］ 中国医师协会肛肠医师分会临床指南工作委员会.肛瘘诊治中国专家共识:2020 版 [J].中华胃肠外科杂志,2020,23(12):1123-1130.

［4］ 王猛,王贵玉.2016 年版美国结直肠外科医师学会《肛周脓肿、肛瘘和直肠阴道瘘治疗指南》解读[J].中国实用外科杂志,2017,37(2):162-165.

［5］ 宋顺心.美国结直肠外科医师学会肛周脓肿、肛瘘和直肠阴道瘘临床诊治指南[J].中华胃肠外科杂志,2017,20(12):1437-1439.

［6］ 王登伟,尹方方,代慧,等.肛瘘微创手术的研究进展[J].中国肛肠病杂志,2020,40 (9):70-73.

［7］ 吴燕兰,王业皇.丁氏痔科关于高位复杂性肛瘘术后管理的经验[J].中医药导报, 2017,23(6):47-49.

［8］ 王浩,谷云飞.肛瘘诊断治疗最新进展[J].中华结直肠疾病电子杂志,2020,9(3): 231-235.

［9］ 汪建平.中华结直肠肛门外科学[J].北京:人民卫生出版社,2014.

［10］ 黄乃健.中国肛肠病学[M].济南:山东科学技术出版社,1996.

第5章 肛 裂

5.1 定义及流行病学

肛裂(anal fissure)是齿状线下肛管皮肤纵形全层裂开后形成的缺血性溃疡。排便时和排便后的肛门疼痛是肛裂最为重要的临床特征,常伴有局部瘙痒、便血。以8周为界,分为急性和慢性两大类,急性肛裂主要表现为肛管皮肤单纯撕裂;而慢性肛裂可见裂口远端的哨兵痔、裂口近端的肛乳头肥大、内括约肌纤维的裸露或皮下瘘的形成等,即"三联征""七联征"。在日常的临床实践中,对于肛裂的治疗,尤其是手术规范存在一定的争议,不当的手术方式甚至会引起肛门失禁。我国在2021年由中国医师协会肛肠医师分会临床指南工作委员会组织本领域专家,在总结国内外该领域研究进展的基础上,结合专家经验,依据循证医学原则制定了《肛裂临床诊治中国专家共识(2021版)》,我们基于循证医学证据、参考了国内外近期发布的有关肛裂的指南和研究数据进行反复讨论,以期形成适合当前安徽省地方特色的肛裂诊断与治疗的质控方案,为省内临床医师制定肛裂诊疗方案提供质控指导。

5.2 诊 疗 流 程

肛裂诊疗流程如图5.1所示。

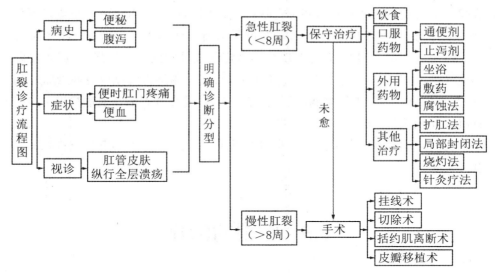

图 5.1　肛裂诊疗流程图

5.3　病因及病理

肛门内括约肌的高张力或痉挛以及局部缺血是引起肛裂的主要病理因素，最常见的病因是粪便干结。90％的肛裂位于肛管后正中线；这与肛管后侧区域血液供应较差和括约肌痉挛减少动脉通过内括约肌时的血流量相关。

5.4　肛裂的诊断

肛裂的诊断主要基于症状及局部检查，若有特殊症状或体征，应警惕是否合并克罗恩病、传染性疾病等其他疾病。肛裂的诊断可通过病史询问、局部视诊、指检及肛门镜检查来确诊。肛裂的临床分类按照病史可分为急性肛裂和慢性肛裂；也可以根据肛门括约肌的压力分为痉挛型、正常型和松弛型，有助于帮助临床医生评估是否需要手术及采用何种手术方式。

疼痛明显的患者若无法配合完成指检等局部检查，可使用表面麻醉剂或在麻醉下进行检查。肠镜检查可排除肿瘤、炎性肠病等,腔内超声检查可以评估括约肌形态,可用于因肛裂术后复发再手术前的评估及松弛型肛裂的术前评估。当患者年龄超过65岁且出现非典型症状或异常的检查结果时,必须排除其他病理因素,比如对于发生在侧方的肛裂,应警惕是否由克罗恩病、结核、梅毒、艾滋病、皮肤病(如银屑病)或肛管癌等引起,并在开始治疗前进行进一步检查(包括电子结肠镜、局部组织活检等)。

我们建议患者应常规接受专业的诊断评估,尤其是侧方的肛裂应排除其他肛周疾病。

5.5 肛裂的治疗

5.5.1 基础治疗

所有的肛裂患者均应当以基础治疗为主。增加膳食纤维和水的摄入、增加运动等生活方式调整是肛裂的基础治疗措施。无论是急性还是慢性肛裂,优先考虑保守治疗。健康宣教(戒烟、适当的体育锻炼、适当的休息)也很重要。摄入足够量的液体及多吃富含膳食纤维的食物可以避免便秘的发生,膳食纤维是植物或类似碳水化合物的可食用部分,建议摄入量为25~30 g/d。此外,对于急性期肛裂的患者,建议保持纤维摄入量来预防复发。

容积性泻剂和渗透性泻剂用于改善粪便性状,通过软化粪便减少对裂口的刺激和损伤,减轻症状。容积性泻剂通过滞留粪便中的水分,增加粪便含水量和粪便体积起到通便作用,临床上主要有纤维素的补充剂,最常见的是小麦纤维素颗粒、甲基纤维素以及口服可溶性或不可溶性纤维补充剂。渗透性泻剂主要包括聚乙二醇和不被吸收的糖类。通过软化粪便,来减轻排粪对裂口的刺激和损伤,有助于减轻症状,促进创面愈合。

坐浴可减轻肛门括约肌痉挛来缓解疼痛,并改善肛门部血液循环。温水坐浴不仅可以治愈肛裂,还能防止复发。主要作用是通过减轻肛门括约肌痉挛来缓解疼痛,改善肛门部血液循环,缓解充血和水肿。目前,所有关于肛裂治疗的共识文件都提到坐浴疗法,其不仅可以改善患者的局部卫生状况,还可以缓解部分患者的症状,建议温水坐浴(水温36~42 ℃)10~15 min,1天2次或每次排便后。温水坐浴通过热刺激能提高伤口周围皮肤温度,使肛门括约肌放松,刺激皮肤的神经末梢感受器,阻断疼痛的病理反射,达到减轻疼痛的效果。

5.5.2 中医治疗

中医药治疗有助于改善肛裂的局部症状,促进裂口的愈合,防止局部的感染。中医药治疗肛裂,主要是针对肛裂不同临床症状的对症处理。对于便秘引起的肛裂,可用滋阴降火、行气润肠的中药。对于裂口的出血,可以用含三七为主要成分的中药止血。对于肛裂引起的疼痛或局部感染,可以用中药熏洗坐浴,起到清热解毒、活血化瘀、利湿消肿等作用,也有促进创面愈合的功效。此外,含有中药成分的栓剂、油膏、散剂局部外用对促进裂口的愈合、预防感染或控制感染均有效。

5.5.3 药物治疗

氧化亚氮供体硝酸甘油(glyceryl trinitrate,GTN),可缓解括约肌痉挛引起的疼痛并促进愈合。硝酸甘油软膏的局部外用能有效地缓解括约肌痉挛,减轻疼痛。一般每天用药2次,连续使用6~8周。硝酸甘油最常见的不良反应是头痛,20%~30%的患者会出现头痛,1/5的患者可能需要停止治疗。头痛是剂量依赖性的,可以通过口服止痛药或在4~5 d内逐渐增加硝酸甘油剂量来预防。局部使用硝酸甘油可以减少手术率或推迟手术的时间。此外,硝酸甘油浓度对肛裂愈合也有一定影响。

钙离子通道阻滞剂(calcium channel blocker,CA)的疗效与硝酸甘油接近,但不良反应更少。地尔硫卓和硝苯地平是两种最常用的CA药物。局部应用2%软膏,每天2次,连续使用6~8周。有10%的患者会出现头痛和肛门瘙痒等不良反应。局部应用比口服药物更有效,耐受性更好,疗效与硝酸盐类药物相当,但不良反应更少,可作为一线推荐的药物治疗。

肉毒杆菌毒素(botulinum toxin,BT)局部注射可以松弛痉挛的内括约肌,改善血供,促进裂口愈合。BT是一种神经毒素,可抑制突触前摄取乙酰胆碱,注射后可使内括约肌持续松弛,治疗因括约肌痉挛引起的疼痛并改善血供,促进裂口愈合。对于注射的剂量、部位和数量目前尚无共识,通常将30~50单位的BT注射在裂口两边的内括约肌中。最常见的不良反应是气体失禁。

5.5.4　手术治疗

经保守治疗无效的患者,综合评估后可考虑手术治疗。内括约肌切开被认为是肛裂治疗的关键。内括约肌切开包括化学性内括约肌切开及手术括约肌切开,通过降低肛管的压力,增加肛管皮肤的血供,促进肛裂的愈合。常见的手术方式包括侧方括约肌切开术、肛裂切除术以及推移皮瓣肛门成形术等;麻醉方式可根据实际情况选择局部麻醉、静脉麻醉或腰椎麻醉等;体位选择可根据术者的习惯,包括侧卧位、截石位或俯卧折刀位等,术中可以借助肛门拉钩进行暴露,方便操作。

1. 肛裂切除术

通过切除裂口溃疡及其侧缘(切除组织应送病理学检查)来处理肛裂。对于后正中的裂口,可通过肛门成形术修补,比如将直肠黏膜瓣推移覆盖伤口。当出现伤口感染或形成肛瘘时,直接切开肛裂处的内括约肌是有效的,但部分患者会因后正中的切开形成锁眼畸形,进而出现污粪的情况。并发症主要为尿潴留、尿路感染、粪便嵌塞;失禁高危因素包括:既往有腹泻、胆囊切除、多胎妊娠和会阴撕裂史。

2. 侧方内括约肌切开术

包括:直视下(开放式)或手指指腹引导下(闭合式)切开齿状线以下的内括约肌,目的是降低肛门括约肌的高张力,两种术式的疗效没有显著差异。侧方内括约肌切开术在愈合方面有优势,肛门失禁的风险很低。术后长期随访的患者中,肛门自制功能障碍主要表现为气体失禁、肛门溢液和排粪失禁。

在行内括约肌切开术前,应评估患者的肛门功能(指诊或肛门直肠测压)。女性内括约肌的断裂往往比预期的更广泛,这可能是女性相比男性的肛管更短,加上年龄、分娩、既往的产科创伤、既往的肛肠手术(痔切除术、瘘管切除术或瘘管切开术)等原因,如果再行括约肌切开术可能会加重肛门功能的损伤。对于行括约肌切开术后复发的患者,再次手术前建议行肛管腔内超声评估肛管形态。改良的括约肌切开术(切开的高度根据裂口的长度,而不是以齿状线为标记)和侧方内括约肌切开术的疗效接近,肛门失禁的发生率低。避免在后正中做内括约肌切开术(会产生锁眼畸形),以减少肛门失禁的发生率。

3. 推移皮瓣肛门成形术

切除肛裂纤维化的区域,游离皮肤和皮下组织,覆盖切除肛裂后的缺损,并超过其外缘,再与肛管直肠黏膜缝合,常见的推移瓣有 V-Y、U 形、菱形或 House 皮瓣。存在的并发症包括推移瓣坏死、缝合口开裂及切口感染。这项技术适用于存在肛门失禁风险(年龄、多次分娩、产科创伤、肛肠手术后)、保守治疗以及行括约肌切开术后症状仍持续存在的患者。研究发现,推移皮瓣肛门成形术与侧方内括约肌切开术相比,治愈率方面无显著差异,但发生肛门失禁的风险较低,并发症的发生率较低。

5.6　疗 效 评 价

5.6.1　评价标准

中医证候疗效评价标准:参照 2002 年国家卫生部颁布的《中药新药临床研究指导原则》。

显效:临床症状、体征明显改善,症候积分减少≥70%。

有效:临床症状、体征均有好转,症候积分减少≥30%。

无效:临床症状、体征无明显改善,甚或加重,症候积分减少<30%。

5.6.2　评价方法

中医症候评价:治疗前后,按照中医症候积分量表进行积分评价。

疼痛采用 VAS(visual analogue scale)评分法。

5.6.3　出院标准

(1) 患者一般情况良好,正常饮食,排便顺畅,大便成形,排便时无明显肛门疼痛,各项实验室指标正常。

(2) 肛门部创面无异常分泌物,无水肿、出血、狭窄等。

5.6.4　随访

患者出院后 1 周内常规电话随访其术后症状及创面恢复情况,每周门诊随访一次,门诊随访4～8周。

参 考 文 献

[1] 中国医师协会肛肠医师分会临床指南工作委员会.肛裂临床诊治中国专家共识:2021版[J].中华胃肠外科杂志,2021,24(12):1041-1047.

[2] Mapel D W,Schum M,Worley A V. The Epidemiology and Treatment of Anal Fissures in A Population-Based Cohort[J]. BMC Gastroenterol,2014,14:129.

[3] Hyman N. Incontinence after Lateral Internal Sphincterotomy:A Prospective Study and Quality of Life Assessment[J]. Dis Colon Rectum,2004,47(1):35-38.

[4] Farouk R,Duthie G S,MacGregor A B,et al. Sustained Internal Sphincter Hypertonia in Patients with Chronic Anal Fissure[J]. Dis Colon Rectum,1994,37(5):424-429.

[5] Griffin N,Acheson A G,Tung P,et al. Quality of Life in Patients with Chronic Anal Fissure[J]. Colorectal Dis,2004,6(1):39-44.

[6] Lund J N,Binch C,McGrath J,et al. Topographical Distribution of Blood Supply to the Anal Canal[J]. Br J Surg,1999,86(4):496-498.

[7] Schouten W R,Briel J W,Auwerda J J. Relationship Between Anal Pressure and Anodermal Blood Flow:The Vascular Pathogenesis of Anal Fissures[J]. Dis Colon Rectum,1994,37(7):664-669.

[8] Schouten W R,Briel J W,Auwerda J J,et al. Ischaemic Nature of Anal Fissure[J]. Br J Surg,1996,83(1):63-65.

[9] American Gastroenterological Association Medical Position Statement. Diagnosis and Care of Patients with Anal Fissure[J]. Gastroenterology,2003,124(1):233-234.

[10] Cross K L,Massey E J,Fowler A L,et al. The Management of Anal Fissure:ACPGBI Position Statement[J]. Colorectal Dis,2008,10 (Suppl 3):S1-S7.

[11] Sr S D B,Gaertner W,Glasgow S,et al. Clinical Practice Guideline for the Management of Anal Fissures[J]. Dis Colon Rectum,2017,60(1):7-14.

[12] Wald A,Bharucha A E,Cosman B C,et al. ACG Clinical Guideline:Management of Benign Anorectal Disorders[J]. Am J Gastroenterol,2014,109(8):1141-1157;(Quiz) 1058.

[13] Jensen S L. Maintenance Therapy with Unprocessed Bran in the Prevention of Acute Anal Fissure Recurrence[J]. J R Soc Med,1987,80(5):296-298.

[14] Steele S R,Madoff R D. Systematic Review:the Treatment of Anal Fissure[J]. Aliment Pharmacol Ther,2006,24(2):247-257.

[15] Shafik A. Role of Warm-Water Bath in Anorectal Conditions. The "Thermosphincteric Reflex"[J]. J Clin Gastroenterol,1993,16(4):304-308.

[16] Pinho M,Correa J C,Furtado A,et al. Do Hot Baths Promote Anal Sphincter Relaxation?[J]. Dis Colon Rectum,1993,36(3):273-274.

[17] Tejirian T,Abbas M A. Sitz Bath:Where is the Evidence? Scientific Basis of a Common Practice[J]. Dis Colon Rectum,2005,48(12):2336-2340.

[18] Gupta P J. Effects of Warm Water Sitz Bath on Symptoms in Post - Anal Sphincterotomy in Chronic Anal Fissure- a Randomized and Controlled Study[J]. World J Surg, 2007,31(7):1480-1484.

[19] 郑德,张巍,王佳莹,等. 坐浴温度对痔手术后中药熏洗疗效的影响[J]. 山东医药, 2012,52(24):1-3.

[20] Nelson R L,Thomas K,Morgan J,et al. Non Surgical Therapy for Anal Fissure[J]. Cochrane Database Syst Rev,2012,2012(2):CD003431.

[21] 彭慧,汪建平,杨新庆,等. 硝酸甘油软膏治疗肛裂的多中心随机对照研究[J]. 中华胃肠外科杂志,2013,16(7):654-657.

[22] Gagliardi G,Pascariello A,Altomare D F,et al. Optimal Treatment Duration of Glyceryl Trinitrate for Chronic Anal Fissure:Results of a Prospective Randomized Multicenter Trial[J]. Tech Coloproctol,2010,14(3):241-248.

[23] Scholefield J H,Bock J U,Marla B,et al. A Dose Finding Study with 0. 1%,0. 2%, and 0. 4% Glyceryl Trinitrate Ointment in Patients with Chronic Anal Fissures[J]. Gut, 2003,52(2):264-269.

[24] Altomare D F,Binda G A,Canuti S,et al. The Management of Patients with Primary Chronic Anal Fissure:a Position Paper[J]. Tech Coloproctol,2011,15(2):135-141.

[25] Sinha R,Kaiser A M. Efficacy of Management Algorithm for Reducing Need for Sphincterotomy in Chronic Anal Fissures[J]. Colorectal Dis,2012,14(6):760-764.

[26] Lysy J,Israeli E,Levy S,et al. Long-term Results of "Chemical Sphincterotomy" for Chronic Anal Fissure:a Prospective Study[J]. Dis Colon Rectum,2006,49(6):858-864.

[27] Gagliardi G,Pascariello A,Altomare D F,et al. Optimal Treatment Duration of Glyceryl Trinitrate for Chronic Anal Fissure:Results of a Prospective Randomized Multicenter Trial[J]. Tech Coloproctol,2010,14(3):241-248.

[28] Jonas M,Lund J N,Scholefield J H. Topical 0. 2% Glyceryl Trinitrate Ointment for Anal Fissures:Long-Term Efficacy in Routine Clinical Practice [J]. Colorectal Dis, 2002,4(5):317-320.

[29] Perrotti P,Bove A,Antropoli C,et al. Topical Nifedipine with Lidocaine Ointment vs. Active Control for Treatment of Chronic Anal Fissure:Results of a Prospective, Ran-

domized, Double-Blind Study[J]. Dis Colon Rectum, 2002, 45(11): 1468-1475.

[30] Carapeti E A, Kamm M A, Phillips R K. Topical Diltiazem and Bethanechol Decrease Anal Sphincter Pressure and Heal Anal Fissures without Side Effects[J]. Dis Colon Rectum, 2000, 43(10): 1359-1362.

[31] Jonas M, Neal K R, Abercrombie J F, et al. A Randomized Trial of Oral vs. Topical Diltiazem for Chronic Anal Fissures[J]. Dis Colon Rectum, 2001, 44(8): 1074-1078.

[32] Bielecki K, Kolodziejczak M. A Prospective Randomized Trial of Diltiazem and Glyceryltrinitrate Ointment in the Treatment of Chronic Anal Fissure[J]. Colorectal Dis, 2003, 5(3): 256-257.

[33] Kocher H M, Steward M, Leather A J, et al. Randomized Clinical Trial Assessing the Side-Effects of Glyceryl Trinitrate and Diltiazem Hydrochloride in the Treatment of Chronic Anal Fissure[J]. Br J Surg, 2002, 89(4): 413-417.

[34] Bansal A R, Kumar Yadav P, Godara R, et al. Comparative Evaluation of 0.2% Glyceryl Trinitrate vs. 0.2% Diltiazem Ointment in Treatment of Chronic Anal Fissure Treatment-a Randomized Trial[J]. Hel J Surg, 2016, 88(1): 25-30.

[35] Perry W B, Dykes S L, Buie W D, et al. Practice Parameters for the Management of Anal Fissures: 3rd revision[J]. Dis Colon Rectum, 2010, 53(8): 1110-1115.

[36] Sahebally S M, Ahmed K, Cerneveciute R, et al. Oral Versus Topical Calcium Channel Blockers for Chronic Anal Fissure: a Systematic Review and Meta- Analysis of Randomized Controlled Trials[J]. Int J Surg, 2017, 44: 87-93.

[37] Maria G, Cassetta E, Gui D, et al. A Comparison of Botulinum Toxin and Saline for the Treatment of Chronic Anal Fissure[J]. N Engl J Med, 1998, 338(4): 217-220.

[38] Minguez M, Herreros B, Espi A, et al. Long-Term Follow-up (42 months) of Chronic Anal Fissure after Healing with Botulinum Toxin[J]. Gastroenterology, 2002, 123(1): 112-117.

[39] Arroyo A, Perez F, Serrano P, et al. Long-Term Results of Botulinum Toxin for the Treatment of Chronic Anal Fissure: Prospective Clinical and Manometric Study[J]. Int J. Colorectal Dis, 2005, 20(3): 267-271.

[40] Barbeiro S, Atalaia-Martins C, Marcos P, et al. Long-Term Outcomes of Botulinum Toxin in the Treatment of Chronic Anal Fissure: 5 Years of Follow-up[J]. United European Gastroenterol J, 2017, 5(2): 293-297.

[41] Brisinda G, Maria G, Sganga G, et al. Effectiveness of Higher Doses of Botulinum Toxin to Induce Healing in Patients with Chronic Anal Fissures[J]. Surgery, 2002, 131 (2): 179-184.

[42] Ebinger S M, Hardt J, Warschkow R, et al. Operative and Medical Treatment of Chronic Anal Fissures: a Review and Network Meta - Analysis of Randomized Con-

trolled Trials[J]. J Gastroenterol, 2017, 52(6): 663-676.

[43] Abramowitz L, Bouchard D, Souffran M, et al. Sphincter-Sparing Anal-Fissure Surgery: a 1-Year Prospective, Observational, Multicentre Study of Fissurectomy with Anoplasty [J]. Colorectal Dis, 2013, 15(3): 359-367.

[44] Schornagel I L, Witvliet M, Engel A F. Five-Year Results of Fissurectomy for Chronic Anal Fissure: Low Recurrence Rate and Minimal Effect on Continence[J]. Colorectal Dis, 2012, 14(8): 997-1000.

[45] Mousavi S R, Sharifi M, Mehdikhah Z. A Comparison Between the Results of Fissurectomy and Lateral Internal Sphincterotomy in the Surgical Management of Chronic Anal Fissure[J]. J Gastrointest Surg, 2009, 13(7): 1279-1282.

[46] Patti R, Territo V, Aiello P, et al. Manometric Evaluation of Internal Anal Sphincter after Fissurectomy and Anoplasty for Chronic Anal Fissure: a Prospective Study[J]. Am Surg, 2012, 78(5): 523-527.

[47] Barnes T G, Zafrani Z, Abdelrazeq A S. Fissurectomy Combined with High-Dose Botulinum Toxin is a Safe and Effective Treatment for Chronic Anal Fissure and a Promising Alternative to Surgical Sphincterotomy[J]. Dis Colon Rectum, 2015, 58(10): 967-973.

[48] Salih A M. Chronic Anal Fissures: Open Lateral Internal Sphincterotomy Result: a Case Series Study[J]. Ann Med Surg(Lond), 2017, 15: 56-58.

[49] Wiley M, Day P, Rieger N, et al. Open vs. Closed Lateral Internal Sphincterotomy for Idiopathic Fissure-in-ano: a Prospective, Randomized, Controlled Trial[J]. Dis Colon Rectum, 2004, 47(6): 847-852.

[50] Arroyo A, Pérez F, Serrano P, et al. Open Versus Closed Lateral Sphincterotomy Performed as an Outpatient Procedure under Local Anesthesia for Chronic Anal Fissure: Prospective Randomized Study of Clinical and Manometric Long-Term Results[J]. J Am Coll Surg, 2004, 199(3): 361-367.

[51] Nelson R L. Anal Fissure(Chronic). Systematic Review 407[J/OL]. BMJ Clin Evid, 2014. http://clinicalevidence. bmj. com /x /systematic-review/0407/overview. html.

[52] Nelson R L, Chattopadhyay A, Brooks W, et al. Operative Procedures for Fissure in Ano[J]. Cochrane Database Syst Rev, 2011, 2011(11): CD002199.

[53] Nyam D C, Pemberton J H. Long-Term Results of Lateral Internal Sphincterotomy for Chronic Anal Fissure with Particular Reference to Incidence of Fecal Incontinence[J]. Dis Colon Rectum, 1999, 42(10): 1306-1310.

[54] Elsebae M M. A Study of Fecal Incontinence in Patients with Chronic Anal Fissure: Prospective, Randomized, Controlled Trial of the Extent of Internal Anal Sphincter Division During Lateral Sphincterotomy[J]. World J Surg, 2007, 31(10): 2052-2057

［55］ Patel S D, Oxenham T, Praveen B V. Medium-Term Results of Anal Advancement Flap Compared with Lateral Sphincterotomy for the Treatment of Anal Fissure［J］. Int J Colorectal Dis, 2011, 26(9): 1211-1214.

［56］ Giordano P, Gravante G, Grondona P, et al. Simple Cutaneou Advancement Flap Anoplasty for Resistant Chronic Anal Fissure: a Prospective Study［J］. World J Surg, 2009, 33(5): 1058-1063.

［57］ Chambers W, Sajal R, Dixon A. V-Y Advancement Flap as First-Line Treatment for All Chronic Anal Fissures［J］. Int J Colorectal Dis, 2010, 25(5): 645-648.

［58］ 黄乃健. 中国肛肠病学［M］. 济南: 山东科学技术出版社, 1996.

第6章 直肠脱垂

6.1 定义及流行病学

直肠脱垂是指肛管、直肠甚至乙状结肠下端向下移位,脱出于肛门外。本病任何年龄均可发生,但多发于小儿、老人、经产妇及体弱的青壮年。总体来说,直肠脱垂比较少见,在普通人群中总的发病率仅仅约0.5%;尽管女性和老年人多见,50岁以上的女性人群中其发病率是男性的6倍;尽管认为直肠脱垂与多产有关,约1/3的女性患者是未生产的。女性发病高峰年龄在70岁。尽管男性发病率低,但男性的发病年龄一般在40岁以内。其中50%~75%的直肠脱垂病人合并有肛门失禁,25%~50%的病人合并便秘。一半的病人有阴部神经病变,可能是肛门外括约肌失神经支配萎缩的原因。

6.2 诊疗流程

直肠脱垂诊疗流程如图6.1所示。

6.3 病因及病理

引起直肠脱垂的病因尚未完全清楚,主要有滑动疝学说和肠套叠学说。直肠脱垂典型的解剖特征应包括:① 直肠自身套叠;② 深陷凹或深Douglas凹;③ 直肠与骶骨岬不固定;④ 直肠和乙状结肠冗长;⑤ 盆底和肛门括约肌薄弱;⑥ 可能存在有直肠膨出和其他异常。理想的治疗方法应尽可能改正这些异常。

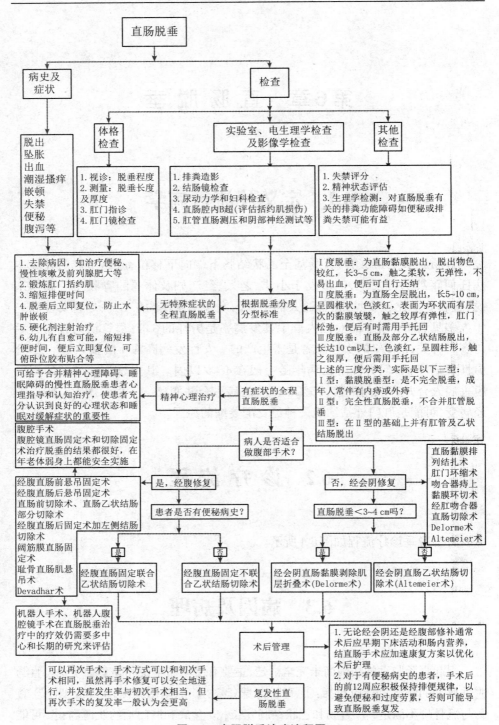

图6.1 直肠脱垂诊疗流程图

直肠脱垂主要的病理改变:① 肛提肌的缺损;② 深坠的直肠生殖凹;③ 冗长的直、乙肠;④ 直肠后壁及侧壁附着在骶骨上比较松弛,有较长的"直肠系膜",也称之为骶直分离;⑤ 肛门括约肌松弛。病理改变造成:盆底肌松弛、直肠滑脱、盆底腹膜滑动疝形成、盆底直肠入口径扩大及肛门括约肌松弛。由于以上病变,常导致直肠近端及乙状结肠连同系膜极易滑动内翻进入直肠,并牵动直肠,经松弛的肛门滑脱出体外。松弛扩大的直肠壶腹、盆底入口径扩大、完全或不完全性的肛门括约肌失禁形成了直肠脱垂的病理性通道。

6.4 诊 断

6.4.1 临床表现

(1)脱出:大便时有块状物脱出,便后可自行回缩。病情迁延日久,脱出物逐渐增长、变粗,不能自然回缩,需用手法推回。重者在咳嗽、久站、行走、下蹲时脱出。

(2)坠胀:初期内脱垂阶段,患者自觉肛门部下坠不适,常有排便不尽感和大便不通畅感。由于黏膜脱垂致直肠或结肠脱出,压迫肛门,出现肛门坠胀和腰骶不适感,严重时有便意频繁,里急后重等症状。

(3)出血:一般无此症状,偶尔大便干燥、衣裤摩擦刺激,肠黏膜发生充血、水肿、糜烂,大便时有滴血、粪便带血或手纸带血,但出血量少。

(4)潮湿瘙痒:因肛门括约肌松弛,有黏液自肛门溢出,以致肛周潮湿,分泌物反复刺激肛周皮肤而引起瘙痒。

(5)嵌顿:肛门直肠脱出不能及时还纳,脱垂的组织充血、水肿,致肛门括约肌痉挛而出现嵌顿使肿胀疼痛加重,甚至出现局部坏死及肠梗阻。

(6)失禁:晚期患者,常伴有肛门不全失禁或完全失禁。

(7)便秘和腹泻:由于患者恐惧排便而久忍大便,可导致便秘;患者反复脱出,直肠黏膜受刺激和损伤,导致炎症或溃疡可引起腹泻。

6.4.2 辅助检查

必选检查及评分项目:包括病理及专科检查。

（1）视诊：内脱垂阶段肛门外观无明显改变。外脱垂初期，蹲位检查，脱出黏膜呈环状外翻、颜色鲜红；脱垂中期肛门松弛，脱出物呈锥形，表面可见环状沟纹，黏膜颜色暗红，有时可见出血点和溃疡；脱垂日久，肛门括约肌萎缩，肛门收闭不全形成洞状，脱出物如圆筒状，反褶沟和环状沟消失，黏膜紫红，可见静脉怒张和糜烂面。

（2）指诊：直肠指诊可以检查肛门括约肌功能，并做脱垂重演，还可以检查脱垂反折沟的有无，脱垂部分的长短粗细，以及肛管直肠或附近器官有无其他病变等。脱垂初期触之黏膜柔软，并能摸到反折沟；脱垂中期触之黏膜较硬，肛管和反折沟逐渐消失；脱垂后期触之黏膜硬且疼痛，反折沟完全消失。反折沟消失标志着肛管完全脱出。

（3）测量：脱垂长度应从反折沟基底量起，至脱出物顶端为止。如反折沟消失，应从肛缘量起，前后左右四壁均应测量，脱垂长度应以测量之数加1倍算之。脱垂厚度应于脱出物顶端测量，测量"同心圆"孔的内外径，可知脱出部分顶端的粗细和大小。

（4）肛门镜检查：可观察肠壁情况，有无皱襞或隆起，内脱垂者此检查尤为重要，如肠壁全层下移，环状折叠可充满全部视野。

（5）失禁评分：初步评估还应包括仔细评估可能合并的便秘和肛门失禁症状。而且还需仔细评估与前盆腔脏器脱垂有关的症状，如尿失禁和阴道/子宫脱垂，因为20%～35%的直肠脱垂患者诉有尿失禁，15%～30%的患者有明显的阴道穹窿脱垂，盆腔多脏器脱垂的患者需要多学科诊治。

（6）精神状态评估：年轻患者中，包括男性和女性，一个显著特征都有自闭症、发育迟缓综合征、或需要多种药物治疗的合并精神疾患的倾向。在临床上精神障碍的诊断包括症状标准、严重程度标准、时间标准以及排除标准，例如症状标准主要对患者的思维、情感、注意力、记忆力、智力、自制力、意识、感觉、知觉等。进行系统的检查，明确患者的精神心理状态的水平，而严重程度标准主要是对社会功能和家庭功能造成的影响，而时间标准往往是上述症状标准和严重程度标准达到一定的时间状态。排除标准需要排除躯体疾病相关的内容，往往通过上述进行有效的精神障碍的诊断，根据具体情况明确相应的疾病状态。

（7）排粪造影：若查体时未发现脱垂，排粪造影有助于诊断。排粪造影对直肠内脱垂具有重要的诊断价值，且能发现伴发的膀胱脱垂、阴道穹窿脱垂和肠疝等。排粪造影是内脱垂的主要检查手段，表现为在直肠侧位片上呈漏斗状影像，部分患者有骶直分离。直肠黏膜外脱垂患者，力排时钡剂排出肛门外，同时肛门外出现圆柱或圆锥形黏膜皱襞及大小、长度不等的肿物。

(8) 结肠镜检查:尽管不多见,肠道肿瘤可能成为直肠内套叠的起点位置,且此种情况常发生于老年人,因此,应根据结直肠肿瘤筛查指南予以结肠镜检查,发现明显异常者,可能改变手术决策。

(9) 尿动力学和妇科检查:对于伴有阴道穹窿脱垂或尿失禁的患者,考虑到前盆和中盆可能需要同时手术,应行尿动力学和妇科检查。

(10) 生理学检测:对直肠脱垂有关的排粪功能障碍如便秘或排粪失禁可能有益,生理学评估很少影响术式的选择,但是对于相关功能障碍(尤其在术后)的治疗有指导意义。长期严重便秘的患者可能出现直肠脱垂,这些患者需要根据结直肠外科医师协会制订的便秘诊治指南进行评估。行肛门直肠生理学检测以评估盆底失弛缓,行结肠运输试验以排除结肠慢传输。盆底失弛缓的患者更适合行生物反馈治疗,有外科手术指征的结肠慢传输型便秘患者,肛门节制功能尚可者,可考虑行结肠次全切除加直肠悬吊固定术。

(11) 直肠腔内超声(评估括约肌损伤)、肛管直肠测压和阴部神经测试等检查:神经传导时间延长(神经损伤)可能预示术后发生排粪失禁;有神经损伤的直肠脱垂患者在手术后发生排粪失禁的概率可能更高。通常,直肠脱垂导致排粪失禁的患者,在脱垂得到治疗后失禁症状将有明显改善。遗憾的是,在大多数研究中,无论是术前的测压结果还是神经传导速度,都不能确切预测术后疗效。肛管收缩压和静息压下降可能导致直肠脱垂的发生,而脱垂的发展又可导致收缩压和静息压的进一步下降。

6.4.3 诊断标准

(1) 直肠内脱垂:脱垂的直肠尚未露出肛门外,当病人下蹲或增加腹压时,直肠指诊可触及直肠肠壁呈环形折叠。如为直肠黏膜套叠,其肠皱襞松弛,触之柔软;如为直肠全层套叠,其肠壁比较硬而富有弹性。

(2) 直肠外脱垂:脱垂的肛管、直肠、结肠露于肛门外。直肠黏膜脱垂:脱垂的直肠黏膜松弛、色淡红,长度为3~6 cm,有较深的环形皱襞,触之柔软无弹性,不易出血,便后可自然回缩,肛门括约肌功能良好,多见于儿童。

(3) 直肠全层脱垂:脱垂的直肠呈圆锥形,表面有较浅的环形皱襞,淡红色,长约10 cm以下,触之较厚有弹性,偶有点状出血,便后需用手托回,肛门较松弛。多见于成人。

(4) 直肠乙状结肠脱垂:脱出物呈圆柱状,粗细比较均匀,表面环形皱襞很浅,色红赤,长度在10 cm以上,触之很厚有弹性,常常伴有肛管脱垂,肛门松弛无力,多见于老年体弱之人。

6.4.4　分期分型

直肠脱垂分级标准众多,目前主要采用的是牛津脱垂分级标准及国内三度分类标准,具体如下:

(1)牛津脱垂分级标准:共分5级,根据肠套叠套入部顶端相对于直肠膨出和肛门括约肌下降程度,将直肠内脱垂分为4个级别,分别是高位或低位直肠套叠或肛门套叠,5级脱垂则是直肠外脱垂。一般来说,3～5级脱垂是外科手术适应证。

(2)国内常用三度分类标准:

Ⅰ度脱垂为排粪时脱垂长度约3 cm,便后能自行回缩。

Ⅱ度脱垂为排粪时直肠全层脱出,长度4～8 cm,必须用手压复位。

Ⅲ度脱垂为排粪时肛管、直肠和部分乙状结肠脱出,长度8 cm以上,较难复位。

(3)中医脱肛(即西医直肠脱垂)临床分为三度:

Ⅰ度脱垂:为直肠黏膜脱出,脱出物色较红,长3～5 cm,触之柔软,无弹性,不易出血,便后可自行还纳。

Ⅱ度脱垂:为直肠全层脱出,长5～10 cm,呈圆锥状,色淡红,表面为环状而有层次的黏膜皱襞,触之较厚有弹性,肛门松弛,便后有时需用手托回。

Ⅲ度脱垂:直肠及部分乙状结肠脱出,长达10 cm以上,色淡红,呈圆柱形,触之很厚,便后需用手托回。

(4)上述的三度分类,实际是以下三型:

Ⅰ型:黏膜脱垂型,是不完全脱垂,成年人常伴有内痔或外痔。

Ⅱ型:完全性直肠脱垂,不合并肛管脱垂。

Ⅲ型:在Ⅱ型的基础上并有肛管及乙状结肠脱出。

6.4.5　鉴别诊断

(1)内痔:内痔脱出物为结节状隆起,呈梅花状或环状,可见充血的痔核,伴有出血,痔核之间有纵沟。

(2)静脉曲张性外痔:排便努挣时有脱出物,为静脉丛血,休息可慢慢消失。

（3）直肠息肉：脱出体多为圆形，带蒂，表面呈草莓状，易出血，多见于儿童。

（4）肛管直肠癌：肛管直肠癌的晚期也可见肿物脱出，呈菜花状、质硬，表面凹凸不平，伴大便困难，脓血腥臭，便形变扁变细，疼痛等。

（5）小滑动疝：脱出的直肠前壁有显著而巨大的疝囊，可听到肠鸣音，叩诊为鼓音，触诊可摸到脱出的囊状物中有肠曲、粪块，脱出物光滑，有活动性。

6.5　治　　疗

6.5.1　一般治疗

去除病因，如治疗便秘、慢性咳嗽及前列腺肥大等，每日收缩锻炼肛门括约肌，增强括约肌功能，防止脱垂。养成良好排便习惯，缩短排便时间，脱垂后立即复位，防止水肿嵌顿。

6.5.2　胶布贴合法

适用于幼儿早期直肠脱垂，将脱垂直肠复位，如脱出时间较长，有充血、水肿者取俯卧位或侧卧位复位脱垂。复位后立即做直肠指检，将脱垂肠管推到括约肌上方，然后用纱布卷堵住肛门，再将两臀部靠拢，用胶布固定。暂时堵住肛门，短期内防止因小孩啼哭或腹压增加时再脱出。

6.5.3　手术治疗

随着研究的深入，直肠脱垂主要与以下5大解剖异常相关：腹膜反折过深；乙状结肠冗长；骶直分离；肛提肌分离；肛门括约肌松弛。手术原理主要有以下几点：① 缩窄肛门；② 抬高道格拉斯窝；③ 修复盆底肌肉；④ 切除冗长的肠管；⑤ 固定或悬吊直肠于骶骨或耻骨上；⑥ 以上两种或两种以上方法相结合。目前国内外文献记载的手术方式有200多种，且仍在不断增加。不同手术入路及手术方式只能选择性地解决以上一个或多个病理解剖因素，至今仍没有一种完美的术式能一次性解决以上5大病理因素。随着对直肠脱垂研究的逐渐深入,评价治疗是否成功的标志不仅为解剖结构的恢复,也包括功能的恢复。直肠脱垂手术入路主要有经腹、经会阴、经腹经会阴联合及经骶尾部手术,临床以经腹和经会阴两种手术入路为主。

1. 经会阴手术治疗直肠脱垂

(1)硬化剂注射疗法。适用于病程较长的儿童及用胶布贴合法无效者以及成人轻度直肠脱垂。用骶管麻醉或局麻,儿童可用全麻。取截石位。硬化剂常用聚多卡醇泡沫硬化剂、消痔灵。

(2)直肠黏膜排列结扎术。适用于直肠全层脱垂。分别在原发痔相反区(左前、左后、右位)齿线上1.5 cm处纵行钳夹直肠黏膜,钳下单扎或缝扎。三个部位横排结扎,同步向脱出远端纵行排列结扎,直至肠腔口部能通过两横指为止。本法在脱出后直视下结扎,较在肛镜下直肠内操作方便、准确。本法安全,效果可靠。

(3)肛门环缩术。适用于肛门收缩无力或肛门松弛的直肠脱垂,尤其老年体弱患者。于前后肛缘外1.5 cm处各行0.5 cm小切口,用动脉瘤针或大弯血管钳自前切口伸入,沿一侧肛周皮下穿行,至后切口穿出,引入塑料管,两端交叉后结扎,通过食指为止。

(4)吻合器痔上黏膜环切术,简称PPH手术,这是从PPH手术治疗环状混合痔移植用于治疗直肠黏膜脱垂。通过肛管扩张器,将肛管缝扎器置人,在齿状线上5～6 cm处或最大游离缘处用7号丝线通过缝扎器做两圈黏膜下荷包缝合,缝合线自左右两位置引出,将张开到最大限度的吻合器头端伸入到环扎处上端,收紧缝线并打结,用持线器将缝线从吻合器侧孔拉出,适当牵引、旋紧吻合器击发,取出吻合器,彻底止血。

(5)经肛吻合器直肠切除术(stapled transanal rectal resection, STARR)。适应证:① 符合罗马Ⅲ:功能性便秘诊断标准的患者;② 以下症状中至少存在3项:排便不尽感,排便梗阻感,排便时间长但排出困难,需要会阴部压迫和(或)采用特殊的姿势排便,需用手指经肛或经阴道辅助排便,只能通过灌肠方能排便;③ 排便造影检查至少有2项以上表现:直肠黏膜内套叠≥10 mm,力排时直肠前突≥3 cm,排便后前突直肠中钡剂残留;④ 内科疗效不满意;⑤ 排除结肠慢传输或便秘型肠易激综合征者。手术的原理是采用经肛双吻合器技术,第一把吻合器在直肠前壁切除直肠套叠脱垂的前半部分和直肠前突的突出部分,同时完成吻合,纠正直肠前壁的解剖异常。第二把吻合器于直肠后壁切除直肠套叠脱垂的后半部分,同时完成吻合。该手术同时纠正了直肠前突和直肠套叠脱垂两种解剖异常,理论上疗效应优于传统手术。

（6）经会阴直肠黏膜切除肌层折叠术（Delorme 术）。Delorme 于 1900 年提出。他于肛门外做直肠黏膜袖状切除，将直肠全部脱出，黏膜下注入盐水，距离齿线 1～2 cm 环形切开黏膜到黏膜下层。将黏膜由肌层分离成为袖状，直到脱垂顶端，并将黏膜完全切除。再将 6 条缝线穿过脱垂底部黏膜边缘，并穿过数处肌层，由顶部黏膜边缘穿出，结扎后使肌层折叠黏膜对合。这种术式多用于治疗内套叠。对于低位较小的脱垂是比较理想的，年老体弱生命有限伴脱垂症状者也适合这种术式。Delorme 术复发率较之经腹直肠固定术高，可能源于手术只切除了部分脱垂，没有治疗根本的解剖学缺陷，也没有治疗盆底及出口处的缺损，术后会阴下降仍然存在，但是没有开腹的危险。而且，相较经腹直肠固定术后高的便秘发生率，Delorme 术远期肠功能恢复好，改善了肛门括约肌和直肠的感觉功能。

（7）经会阴直肠乙状结肠切除术，即 Altemeier 手术。本术式最初是由Mikulicz 于 1889 年阐述的，而备受欢迎的是 Altemeier 于 1971 年做的改良的会阴切除术。术中经肛门切除脱垂冗长的肠管并吻合，可同时修补滑动性疝及肛提肌，复发率较之经腹切除稍高，但是发病率及花费低，而且能够容易安全地重复实施。经会阴直肠乙状结肠切除术并肛提肌成形术的临床和功能的远期结果不受外科器械和肛结肠吻合类型的影响。另外本术式无吻合口瘘以及因悬吊支持材料而发生盆腔脓肿的危险，且不会出现经腹手术所带来的泌尿生殖系统问题。主要适用于年老体弱不能耐受经腹手术者以及脱垂肠段较长、嵌顿不能复位或是肠管已经坏死者。

2. 经腹手术治疗直肠脱垂

（1）经腹直肠前悬吊固定术，即 Ripstein 术。Ripstein（1965）最初的脱垂修复是为说明在道格拉斯腔的滑动疝，通过封闭疝囊、折叠肛提肌、用筋膜阔韧带增强这个"薄层"，然后将直肠的两边固定在骶骨上。接着他又放弃了修复盆底的努力，而通过使用 Teflon 补片完成直肠本身的悬吊。他将 Teflon 网带围绕直肠，后缘固定于骶骨下的骶前筋膜上，并与直肠前壁缝合，避免直肠垂直接受腹腔压力。本术式适用于骶骨直肠分离或是有严重直肠内套叠者。在获得治愈减少脱垂率或是术后便秘的发生率方面，研究没有显示哪一种网片更具优势，此手术不需切除肠管，它对于大便失禁的疗效是肯定的，但是对于严重便秘者不适合，其原因可能是直肠前方的网片会引起直肠狭窄加重便秘。本术式将直肠提高后悬吊固定于骶前筋膜恢复了直肠贴近骶骨的正常弧度，手术不复杂，复发率及手术死亡率均低，疗效肯定。最常见的并发症是粪嵌塞、骶前出血、狭窄、盆腔脓肿、小肠梗阻，其余还有阳痿、网带滑脱。

（2）经腹直肠后悬吊固定术，又称Wells术，最初是1959年Wells阐述的。此种术式在英国比较受欢迎。因为顾虑到前方悬吊物阻塞，许多外科医生支持后方悬吊。Wells的术式特别选择了Ivalon海绵。术中游离直肠至肛管直肠环后壁部分切断直肠侧韧带，将此海绵薄片剪成十字形置于骶骨前，直肠上拉，薄片缝合直肠侧壁，于薄片前壁开放2～3 cm，以免造成直肠狭窄、粪便嵌塞及悬吊阻塞。治疗的机制一般认为是Ivalon植入后易与组织合成一体。在组织里刺激纤维化，产生软骨性的固定作用，使直肠变硬，有效防止直肠套叠形成及直肠脱垂发生。复发率及手术死亡率均较低。值得注意的是大便节制功能的恢复。但是直肠功能明显下降、便秘及排便困难的发生率仍较高。最严重的并发症是植入薄片引起的盆腔化脓性感染，此时海绵片成为异物须及时取出。还可能造成阳痿，年轻男性不推荐此术士。

（3）直肠前切除术、乙状结肠部分切除术，即Anterior resection术。前切除术最初是1951年Conyers等提出的。Muir，Bacon，Beahrs和Hill都支持这一术式，认为内套叠和冗长的直肠乙状结肠不合适的定位是最初的解剖学缺陷，盆底肌薄弱和肛门括约肌松弛通常成为诱因。手术切除了冗长脱垂的乙状结肠和直肠上段可拉直直肠管并且改善便秘症状，骶前放置引流可促进纤维化和瘢痕形成，从而固定直肠。并发症包括切口疝、小肠梗阻、中风。该术是治疗完全性直肠脱垂的重要选择，远期效果好。

（4）经腹直肠后固定术加左侧结肠切除术，即Frykman-Goldberg术，直肠前切除术加直肠缝线悬吊固定术。最初是由Kanulf等人于1955年描述的，术中游离直肠到肛提肌，保留充足血运，并使直肠保持向上的张力固定于骶骨，消除道格拉斯腔，并间断丝线缝合直肠与盆腔内筋膜，最后切除拉长的乙状结肠和上部直肠，断端吻合，并辅以直肠后固定，加强了术后疗效，改善了术后功能。术后并发症主要有肠梗阻、吻合口瘘、骶前静脉丛大出血。该术式临床效果良好，复发率低，一般对耐受良好的患者列为首选，正被外科医生越来越多地应用。

（5）阔筋膜直肠固定，又称Orr术、直肠骶骨悬吊术。Orr等人于1947年首先在4例患者身上应用该术取得了良好的结果。该术式是建立在这样的假说之上的直肠与周围组织固定结构松弛，并且有较深的道格拉斯窝的存在是脱垂的病理学特征，两者导致直肠过于活动，以致腹部内容物对会阴部产生持续的压力。手术步骤就是：首先悬吊直肠到骶骨岬，其次是消除过深的道格拉斯窝。用2条长10～12 cm、宽1～2 cm的大腿外侧阔筋膜，分别固定于腹膜返折处的直肠与骶骨岬上方筋膜，并闭合直肠膀胱或直肠子宫陷凹。手术中需要做2个切口。对于治疗完全性直肠脱垂或内脱垂合并大便失禁或出口梗阻者来说是安全有效的,保留侧韧带可阻止术后便秘,却不增加脱垂复发的风险。

（6）耻骨直肠肌悬吊术,又称Nigro术,最初是Nigro在1970年阐述的,是用Teflon网带将直肠下端悬吊在耻骨梳上。Nigro认为,由于耻骨直肠肌失去收缩作用,不能将直肠拉向前方,盆底缺陷加大,肛直角消失,直肠呈垂直位,以致直肠脱出。因此他主张重建直肠悬带,用大弯钳由膀胱前间隙、向下至左侧闭孔水平、进入直肠下端左后方的直肠后间隙,将Teflon网带中段与直肠下端后及侧方缝合固定,并将直肠拉向前方。松紧度要恰到好处,最后将Teflon带缝合于耻骨梳韧带上重建了肛直角,直肠指诊可触及此悬带但是没有收缩作用。术式能够改善膀胱功能但是手术操作难度大,需要有经验的医师进行手术。主要并发症为出血和感染。

6.5.4 复发性直肠脱垂的治疗策略

大部分直肠脱垂复发在术后3年内出现,平均复发时间为7~33个月。经腹修补术后男性的复发率大约是女性的3倍,这可能是由于男性的骨盆狭窄,导致手术难度增加所致。复发性直肠脱垂的治疗策略是需根据复发的类型(黏膜脱垂与全层脱垂)、症状的严重程度、手术风险的大小和手术失败再手术方法共同决定。对于无症状或症状轻微的直肠脱垂患者,初步的治疗,包括观察病情变化和肠道保守治疗。有症状的复发性黏膜脱垂患者可采用胶圈套扎术治疗,即用多根橡皮筋纵向套扎脱垂黏膜。有症状的全层直肠脱垂患者需要再次手术,手术选择与初次手术相同。

对于复发性直肠脱垂的最佳手术方案,目前尚无前瞻性研究。多项回顾性研究表明,虽然再次手术可以安全地进行,并发症发生率与初次手术相当,但再次手术的复发率一般认为会更高。

6.6 疗效评定、出院标准及随访

6.6.1 疗效评定

治愈:症状及体征消失,肛门括约功能良好。

好转：症状及体征改善。

未愈：症状及体征均无变化。

6.6.2　出院标准

直肠黏膜脱垂行手术治疗后，患者多久可以恢复正常，这要依据直肠黏膜脱垂的严重程度、患者自身愈合能力以及术后创面是否发生感染等因素来进行客观的分析：① 如果患者自身愈合能力较强，患者直肠黏膜脱垂程度较轻，手术切除后，通过积极的抗感染，切口换药，局部没有发生感染。这种情况下，在术后7~9天局部的水肿可消退，伤口愈合良好，达到出院的标准。② 如果患者自身愈合能力较差，患者的黏膜脱垂较重，手术后局部伴有了轻度的感染。这种情况下，患者术后需要较长时间的换药，患者需要两周左右才能够完全恢复正常。

6.6.3　术后保健及随访

（1）肛管直肠脱垂围术期预防性使用抗生素48 h。术后每日口服软化大便药物，避免长时间蹲踞及用力，如果腹压增加对愈合不利。

（2）病人术后给予低纤维饮食，摄入过量粗纤维食物容易损伤肠壁。术后尤应避免食用辣椒、酒等强刺激性食物，以避免充血水肿影响愈合。

（3）术后恢复的2周内，病人应减少活动，静躺休息，对术后彻底康复极为有利。如果术后患者活动加强或做其他运动可使腹压增加，使治疗面分离，可并发出血等。

参 考 文 献

[1]　李春雨，汪建平．肛肠外科手术学[M]．北京：人民卫生出版社，2015．

[2]　贾小强．中医肛肠病专科诊疗手册[M]．北京：人民卫生出版社，2020．

[3]　李春雨，汪建平．肛肠外科手术技巧[M]．北京：人民卫生出版社，2013．

[4]　陈红风．中医外科学[M]．10版．北京：中国中医药出版社，2016．

[5]　Corman M L．结直肠外科学[M]．6版．傅传刚，汪建平，王杉，译．上海：上海科学技术出版社，2016：557-558．

［ 6 ］ 张庆东,吴至久,王慎杰,等. 肛肠外科诊疗方法与手术技巧［M］. 长春:吉林科学技术出版社, 2016.

［ 7 ］ 张东铭,王玉成,李恒爽,等. 盆底肛直肠外科理论与临床［M］. 北京:人民军医出版社, 2011.

［ 8 ］ 卢鹏,刘连杰,傅传刚. 直肠脱垂的诊断和治疗［J］. 中国实用外科杂志,2005, 25（2）: 126-128.

［ 9 ］ 樊文彬,孙锋,杨向东. 直肠脱垂手术路径及手术方式的选择［J］. 中华消化外科杂志, 2019（8）:806-810.

［10］ 丁义江,皇甫少华,丁曙晴. 直肠脱垂诊治指南［J］. 中华胃肠外科杂志,2012（7）:755-757.

［11］ 董平,于洪顺. 直肠脱垂经肛门综合手术治疗机制的探讨［C］//中西医结合大肠肛门病研究新进展:第十届中国中西医结合学会大肠肛门病学术研讨会论文集,2004:307-308.

［12］ Varma M, Rafferty J, Buie W D; Standards Practice Task Force of American Society of Colon and Rectal Surgeons. Practice parameters for the management of rectal prolapse［J］. Dis Colon Rectum, 2011,54(11):1339-1346.

［13］ Tsunoda A. Surgical Treatment of Rectal Prolapse in the Laparoscopic Era: A Review of the Literature［J］. J Anus Rectum Colon, 2020,4(3):89-99.

［14］ Schans E M, Paulides T J C, Wijffels N A, et al. Management of Patients with Rectal Prolapse: the 2017 Dutch Guidelines［J］. Tech Coloproctol. 2018 Aug;22(8):589-596.

［15］ Varma M G, Steele S R. Surgical Approach to Rectal Procidentia (Rectal Prolapse) ［C］. UpToDate,2020.

第7章 便 秘

7.1 定 义

便秘是一种(组)症状,表现为排便困难和(或)排便次数减少、粪便干硬。排便困难包括排便费力、排出困难、排便不尽感、肛门直肠堵塞感、排便费时和需辅助排便。排便次数减少指每周排便少于3次。慢性便秘的病程至少为6个月。

7.2 诊 疗 流 程

便秘诊疗流程如图7.1所示。

7.3 病因及病理

该病可由多种疾病引起,可概况为功能性、器质性和药物性三类。功能性疾病,包括功能性便秘(FC)、功能性排便障碍(functional defecation disorders)和便秘型肠易激综合征(IBS-C)。功能性疾病致便秘的病理生理学机制尚未完全阐明,可能与结肠传输和排便功能紊乱有关。按照目前的病理生理学机制,可将功能性疾病所致的便秘分为(表7.1):① 慢传输型便秘(STC);② 排便障碍型便秘(defecatory disorder);③ 混合型便秘;④ 正常传输型便秘(NTC)。STC的特点为结肠传输时间延长,进食后结肠高振幅推进性收缩活动减少,这可能与STC患者肠神经元和神经递质异常、Cajal间质细胞和肠神经胶质细胞减少有关;亦与结肠黏膜氯离子通道功能障碍有关,氯离子通道与跨上皮细胞膜的氯离子和液体转运有关。排便障碍型便秘患者在排便过程中腹肌、直肠、肛门括约肌和盆底肌肉不能有效地协调运动,直肠推进力不足,感觉功能下降,从而导致直肠排空障碍。NTC多见于IBS-C,发病与精神心理异常等有关。

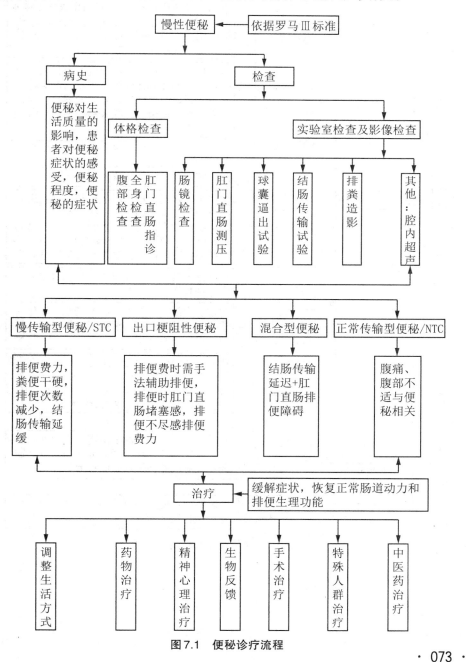

图7.1 便秘诊疗流程

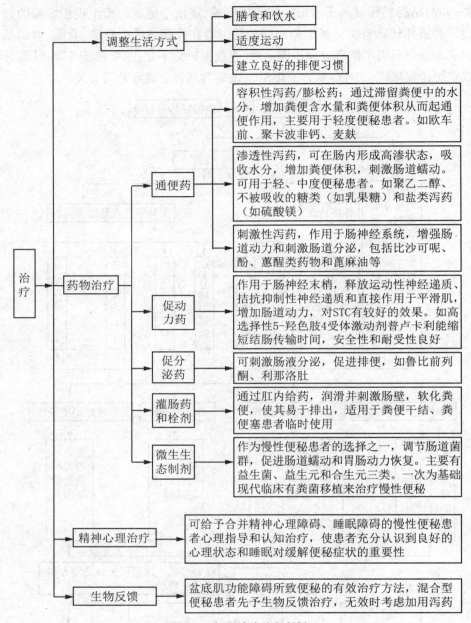

图7.1 便秘诊疗流程(续)

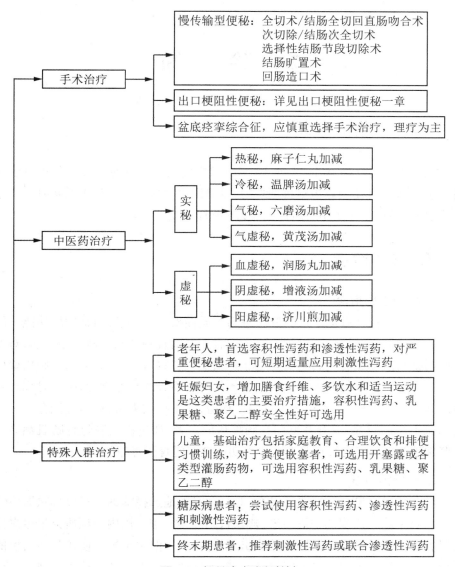

图 7.1　便秘诊疗流程（续）

表 7.1　功能性疾病便秘类型及原因

分　型	原　因
慢传输型便秘(STC)	结肠推进力不足,与肠神经损伤、Cajal细胞减少等有关
排便障碍型便秘	盆底肌协调障碍、排便推进力不足
混合型便秘	直肠顺应性和直肠敏感性异常所致
正常传输型便秘(NTC)	合并上述各种原因

7.4　诊　　断

7.4.1　临床表现

表现为排便次数减少、粪便干硬和/或排便困难。排便次数减少指每周排便少于3次。排便困难包括排便费力、排出困难、排便不尽感、排便费时以及需手法辅助排便,慢性便秘的病程至少为6个月。

7.4.2　检查

1. 肛门直肠指诊

肛门直肠指诊有助于排除肛门直肠器质性疾病,了解肛门括约肌功能。肛门直肠指诊简便、易行,通过指诊可了解有无肛门直肠肿物等器质性疾病,对评估肛门括约肌和耻骨直肠肌功能也非常重要。多数研究显示,肛门直肠指诊可以作为不协调性排便或需要肛门直肠压力测定检查的初筛指标,指诊时嘱患者做用力排便的动作,正常情况下肛门口松弛,如手指被夹紧,提示可能存在肛门括约肌不协调收缩;对合并肛门直肠疼痛的患者,通过检查耻骨直肠肌触痛可以鉴别是肛提肌综合征还是非特异性功能性肛门直肠疼痛。

2. 结肠镜检查

对有警报征象的慢性便秘患者,要有针对性地选择辅助检查以排除器质性疾病。对年龄≥40岁的初诊患者,建议行结肠镜检查。国内一项研究报道慢性便秘患者结肠镜检查结肠腺瘤的检出率为13.6%,但关于慢性便秘与结肠癌的关系尚存争议。美国的多项资料显示,单纯慢性便秘者结肠镜检查发现较大息肉和可疑癌的风险并不比常规接受结直肠癌筛查的人群高,但便秘伴有便血、粪便隐血试验阳性、贫血和体质量减轻者在常规结肠镜筛查中检出可疑肿瘤或直径>9 mm息肉的概率增加。考虑到我国45岁以下结直肠癌患者所占比例(19.53%)较高,且大多数年轻的结直肠癌患者在诊断时属于进展期癌,手术治疗预后较差。我国尚缺乏完善的结直肠癌筛查制度,建议对年龄>40岁的慢性便秘初诊患者,特别是对伴有警报征象或在随诊中出现警报征象的患者有针对性地选择辅助检查,包括结肠镜检查,以明确排除器质性疾病。警报征象包括便血、粪便隐血阳性、发热、贫血和乏力、消瘦、明显腹痛、腹部包块、血癌胚抗原升高、有结直肠腺瘤史和结直肠肿瘤家族史等。

3. 结肠传输时间测定

结肠传输时间测定有助于STC的诊断,胃肠传输时间(GITT)以检测结肠传输时间为主,方法包括不透X线标志物法、核素法、氢呼气法、胶囊内镜等,其中以不透X线标志物法在临床应用最为广泛。患者连续3天服用不同形状的标志物,于第四天拍摄腹部X线片,根据标志物在肠道的分布情况,计算其在不同肠段的通过时间。简易法:一次顿服不透X线标志物(通常是20个),于48 h、72 h拍摄腹部X线片,若48 h时70%的标志物在乙状结肠以上,则提示存在结肠慢传输;若80%标志物存留于乙状结肠和直肠,则提示功能性排便障碍的可能。GITT有助于STC的诊断。新近的研究表明,标志物存留在乙状结肠与直肠肛门压力梯度或球囊逼出时间延长无相关性,提示不透X线标志物法对排便障碍的诊断价值有限。采用核素法可检测结肠各节段的传输时间,但其价格昂贵,难以普及,在现阶段不推荐将胶囊内镜作为评估慢性便秘患者结肠传输功能的常规检查,主要基于其价格较高和存在胶囊嵌顿风险的考虑。国内有学者采用改良的钡餐造影作为检测结肠传输功能的方法,有一定的实用价值。

4. 球囊逼出试验

球囊逼出试验可作为排便障碍型便秘的初筛检查,球囊逼出试验可反映肛门直肠对球囊(可用水囊或气囊)的排出能力,健康者可在1~2 min内排出球囊,该检查作为功能性排便障碍的筛查方法,简单、易行。但球囊逼出试验结果正常并不能完全排除盆底肌不协调收缩的可能。

5. 肛门直肠压力测定

肛门直肠压力测定,能评估肛门直肠的动力和感觉功能,适用于以排便障碍为主要表现的患者,了解用力排便时肛门括约肌或盆底肌有无不协调性收缩,是否存在直肠压力上升不足,是否缺乏肛门直肠抑制反射和直肠感觉阈值。与传统的水灌注系统相比,高分辨率肛门直肠压力测定可检出更多的结构和功能异常,包括耻骨直肠肌功能异常。适用于以排便障碍为主要表现的慢性便秘患者。

6. 排粪造影

排粪造影能检出慢性便秘患者存在的形态学异常和排出功能异常,是评估模拟排便过程中直肠和盆底活动的影像学技术,通常采用增稠的钡糊,能同时观察直肠的形态结构异常(如直肠前突、直肠脱垂、肠疝、巨结肠等)和排出功能异常(如静息和力排时肛门直肠角变化、耻骨直肠肌痉挛、直肠排空等)。磁共振排粪造影能实时显示直肠肛门的运动和排空情况,同时能清晰显示耻骨直肠肌、肛提肌、肛门内括约肌,以及直肠和肛门周围的软组织,且无辐射。排粪造影可用于排便障碍型,特别是怀疑有形态结构改变的慢性便秘的诊断。

以上6种检查方式的对比如表7.2所示。

表7.2 6种检查方式的对比

检　　查	适　应　证
肛门直肠指诊	有助于排除肛门直肠器质性疾病,了解肛门括约肌功能
结肠镜检查	对有警报征象的慢性便秘患者,要有针对性地选择辅助检查以排除器质性疾病,尤其对年龄≥40岁的初诊患者
结肠传输时间测定	有助于STC的诊断
球囊逼出试验	可作为排便障碍型便秘的初筛检查,球囊逼出试验可反映肛门直肠对球囊(可用水囊或气囊)的排出能力
肛门直肠压力测定	能评估肛门直肠的动力和感觉功能,适用于以排便障碍为主要表现的患者
排粪造影	能检出慢性便秘患者存在的形态学异常和排出功能异常

7.4.3　专科检查

慢性便秘患者的腹部查体无特殊表现,巨结肠患者可能扪及明显扩张的结肠;肛门视诊有可能观察到脱垂的直肠或阴道;是判断盆底脱垂的直接证据。直肠指检在便秘评估中有不可替代的作用,可以了解肛门括约肌张力、直肠黏膜松弛情况、直肠前壁是否薄弱等。特别是嘱患者做排粪动作时,可感受有无盆底肌反常收缩,直肠指检对排查直肠或盆腔肿瘤也有意义。

7.4.4　诊断标准

诊断主要基于症状,可借鉴功能性便秘Ⅳ标准,排便次数采用自发排便次数进行计数,诊断标准如下。

(1) 以下至少符合2项:

① 至少25%的时间排硬块便。

② 至少有25%的时间便时肛门直肠阻塞感。

③ 至少25%的时间排便无力感。

④ 至少有25%的时间排便不尽感。

⑤ 自主性排便少于3次/周。

⑥ 至少有25％的时间排便需要外界辅助(如开塞露、盆底支持甚至指抠)。

(2) 不用泻药几乎无稀便。

(3) 无法确诊为肠易激综合征(IBS)。

(4) 便秘症状持续时间至少6个月,最近3个月内满足上述诊断标准。

(5) 结肠传输试验:72 h后标志物排出不超过20％,分布于整个结肠或聚集于左半结肠和乙状结肠直肠区。

7.4.5　分期分型

《便秘的分度与临床策略专家共识(2017)》分度标准中,将精神心理学检查,患者就诊次数、睡眠状况以及情绪的波动等纳入考量,《中国精神疾病分类及诊断标准(第三版)》(CCMD-3),将中度便秘者合并有精神心理疾病者归属为重度便秘;并将精神心理学的评估结果来作为轻度便秘中的Ⅰ型和Ⅱ型以及重度便秘的A期和B期区分标准。

(1) 轻度便秘:

① 病程不足6个月。

② 病程虽超过6个月,排便困难症状尚未影响到患者的日常生活及工作。

③ 中医理疗、生物反馈以及未经药物等有效的保守治疗;轻度便秘根据有精神与心理专业评估有无精神心理疾患分为Ⅰ型和Ⅱ型,具体如表7.3所示。

表7.3　根据有精神与心理专业评估分类

分　型	精神心理专业评估
轻度Ⅰ型	正常
轻度Ⅱ型	不正常

(2) 中度便秘。轻度Ⅰ型便秘患者其症状不断加重或病程延长进而发展为中度便秘,此时患者表现异常痛苦,患者生活质量下降,尝试过多种治疗,效果均不理想,但精神心理评估正常,具体如下:

① 精神心理专业评估正常。

② 病程超过6个月。

③ 病程虽不足6个月,但排便障碍的相关症状较重。

④ 异常痛苦,生活质量严重受影响。

⑤ 经保守治疗,效果不明显。

(3) 重度便秘。精神心理专业评估不正常的轻度Ⅱ型或中度便秘进一步发展可演变成重度便秘,精神症状的严重程度又将其又分为 A 期和 B 期。

A 期:患者有烦躁、焦虑、抑郁等较轻的精神异常症状。

B 期:患者有烦躁、焦虑、抑郁等较重的精神异常症状。具体如表7.4所示。

表7.4　A 期、B 期分类

分　期	A 期	B 期
自知力	完好	不全
社会功能	完整	受损
日常生活及工作	轻度受损	严重受损
符合精神病诊断	否	是

7.4.6　鉴别诊断

对近期内出现便秘或伴随症状发生变化的患者,鉴别诊断尤为重要。

对年龄＞40岁、有报警征象者,应进行必要的实验室、影像学和结肠镜检查,以明确便秘是否为器质性疾病所致、是否伴有结直肠形态学改变。报警征象包括便血、粪隐血试验阳性、贫血、消瘦、明显腹痛、腹部包块、有结直肠息肉史和结直肠肿瘤家族史。需鉴别的临床常见疾病还有如下:

(1)直肠前突:是指女性直肠阴道隔薄弱,长期在排粪时粪便的压迫下向阴道内凸出,从而引起便秘。

(2)直肠内套叠:是指直肠黏膜松弛、脱垂,排便时形成套叠、堵塞肛管上口,引起排便困难。又称直肠黏膜脱垂、直肠内脱垂、隐性直肠脱垂、不完全直肠脱垂等。多发生在直肠远端,部分患者可累及直肠中段。多发于女性,尤其是老年。

(3)耻骨直肠肌综合征:是一种以耻骨直肠肌痉挛性肥厚,致使盆底出口处梗阻为特征的排粪障碍性疾病。病因可能与局部炎症、滥用泻药及盆底痉挛等因素有关。以渐进性加重的排粪困难为主要特征,排粪过度用力,粪条细小,便次频繁,排粪时间明显延长,甚者可达1～2小时,排粪时肛门或骶部疼痛,精神较紧张。

7.5 治 疗

7.5.1 主要治疗措施

主要治疗措施可概况为以下四点：

（1）增加膳食纤维和水的摄入、增加运动等生活方式调整是慢性便秘的基础治疗措施。

（2）慢性便秘患者需建立良好的排便习惯。

（3）容积性泻剂和渗透性泻剂主要用于轻、中度便秘患者。

（4）作为补救措施，刺激性泻剂可以短期、间断使用。

7.5.2 针对不同类型的便秘治疗措施

针对不同类型的便秘治疗措施可分为：

（1）鸟苷酸环化酶-C(GC-C)激动剂可以改善慢性便秘患者的腹痛、便秘等症状。

（2）高选择性5-羟色胺4(5-HT4)受体激动剂可缩短结肠传输时间，增加患者排便次数。

（3）氯离子通道活化剂可以促进肠上皮分泌，增加患者自发排便次数。

（4）微生态制剂可作为慢性便秘患者的治疗选择之一。

（5）中医中药对改善慢性便秘症状有一定效果。

（6）生物反馈治疗是功能性排便障碍患者的首选治疗方法。

（7）骶神经刺激可用于常规内科治疗无效的难治性便秘。

（8）对合并精神心理症状的便秘患者建议先进行相应社会心理评估，再给予相应的治疗。

（9）对于难治性便秘患者建议转至有条件的医院，重新进行结直肠肛门形态学、功能检查，必要时多学科会诊。

（10）老年人、儿童、孕妇、糖尿病相关便秘和阿片引起的便秘(OIC)患者，需注意其特殊人群的治疗特点。

（11）非手术治疗疗效差和经便秘特殊检查显示有明显异常的STC患者，

可考虑手术治疗。应慎重掌握手术指征,针对病变选择相应的手术。

(12)排便功能障碍型便秘常有多种解剖异常,其手术指征复杂,术式多样,且手术疗效也不尽相同,尚无统一标准。

7.6　围手术期管理

7.6.1　肠道准备

良好的肠道环境有利于降低手术并发症的发生率,减少肠造口比例,缩短住院时间。慢性便秘患者结肠蠕动慢,肠道内积存内容物较多,若进行常规的肠道准备,常出现较高比例的肠道准备不充分者。为此,对拟行手术治疗的慢传输型便秘患者,术前1天采用低渣/低纤维饮食,合理增大磷酸钠盐口服溶液等通便药物的使用剂量、或联合其他药来优化肠道准备,必要时延长肠道准备时间或联合清洁灌肠。

7.6.2　护理及评分

护理及评分标准如表7.5所示。

表7.5　护理及评分标准

项　目		评价标准	分值
围手术期护理	术前护理	1. 评估和观察到位(患者的病情、配合情况、自理能力,患者生命体征,饮食、睡眠、排便、原发病治疗、用药情况、既往病史等,了解女性患者是否在月经期)	8
		2. 术前心理护理有效,患者焦虑减轻或消除	8
		3. 向患者及家属说明术前检查的目的及注意事项,做好术前常规准备,如个人卫生,手术区域的皮肤准备,呼吸道准备,胃肠道准备、体位训练等	8
		4. 帮助患者了解手术、麻醉相关知识,术前、术中、术后可能出现的情况及配合方法,患者能正确复述术前准备配合要点	8
		5. 根据手术需要,配合医生对手术部位进行标记,做好身份识别标志	8

续表

项　目		评价标准	分值
术中护理		1. 根据不同的手术需要,手术间安排合适。手术辅助设备、器械和辅料准备适合手术需要,各类仪器的放置规范化布局。手术室内人员数量限制	4
		2. 运用两种及以上的方法三方核对确认患者身份,进行患者手术信息核对	4
		3. 手术体位安置妥当,静脉通路、尿管等各类引流管的畅通以及能量设备的安全放置	2
		4. 巡回护士与洗手护士按照物品清点制度落实到位	2
		5. 巡回护士应密切观察患者的反应,及时发现患者的不适,配合麻醉医师和手术医师做好各种并发症及紧急情况的抢救工作,术中用药、输血的核查到位	2
		6. 患者熟悉手术室的环境,了解手术过程,通过交缓解患者的紧张情绪;手术过程中要给予患者必要保温措施,注意隐私保护	2
		7. 患者出手术室前需再次评估,保证各种引流管正确连接、固定牢固、引流通畅,伤口有无渗血、包扎是否妥当,受压皮肤是否完好	2
术后护理		1. 手术患者评估交接流程符合要求,责任护士了解麻醉方式、手术方式及术中情况	8
		2. 根据患者手术和麻醉方式,采取卧位适当,根据需要给予床挡保护或保护性约束	8
		3. 观察术后反应情况:疼痛、发热、恶心吐、腹胀、呃逆以及尿潴留等,遵医嘱给予及时处理。给药控制疼痛,增进舒适	8
		4. 各管路连接固定安妥,患者及家属知道保护伤口、造口及各引流管的方法	8
		5. 根据病情指导患者适量活动,协助床上翻身、扣背,选择适当的饮食,根据患者的恢复情况进行术后康复指导并对教育效果进行评价	8

7.7　术后并发症管理

7.7.1　重视术后并发症的处理

针对各类型便秘非手术治疗无效时,则考虑手术治疗。

1. 慢传输型

针对慢传输型,目前手术方式全结肠切除回直肠吻合术、结肠次全切除术和结肠旷置术。

(1) 全结肠切除回直肠吻合术(TC-IRA),是改善排便困难有效的术式,但术后会出现一定的并发症,TC-IRA是目前国际上治疗慢传输型便秘的常用术式。因为切除了患者全部传输减慢的结肠,相对缩短了肠内容物的传输时间,可明显改善慢传输型便秘患者的便秘症状,远期有效率高、便秘复发率低的特点。TC-IRA术后排粪频率显著增加,达到了缓解便秘的目的,但短期内严重腹泻以及个别患者排粪失禁是其主要的问题,需要药物控制。术后最常见的近期并发症是炎性肠梗阻、远期并发症是粘连性肠梗阻,其他还包括慢性腹痛等。这些都是影响术后生活质量的主要原因,但随着时间的推移,这些并发症都会有明显的好转趋势,一般在术后两年会达到较满意状态。腹腔镜TC-IRA手术在术后肠梗阻发生率、便秘复发率和腹泻发生率方面都显著低于开腹手术。

(2) 结肠次全切除术,外科治疗慢传输型便秘的术式选择次全结肠切除,也是慢传输型便秘外科治疗的常用术式,国内应用较多。主要包括两大类:保留回盲瓣的次全结肠切除、盲肠直肠或升结肠直肠吻合术;保留远端乙状结肠的次全结肠切除、回肠乙状结肠吻合术。两种术式均能有效改善慢传输型便秘患者排粪次数减少的症状,但不同研究报道的结果存在明显差异。前者由于保留了回盲瓣,一定程度上可以减轻术后顽固性腹泻;后者保留部分乙状结肠,对减轻术后腹泻有一定帮助,但两者均有增加术后便秘复发之虞。保留回盲瓣的次全结肠切除有升结肠直肠侧吻合(金陵术)、盲肠90度旋转与直肠行端侧吻合以及盲肠末端与直肠行逆蠕动吻合等。

(3) 结肠旷置术,适用于老年和不能耐受较大手术的STC患者,可以作为年老体弱或无法耐受其他手术时的考虑,也是其他手术失败后极端情况下的选择。结肠顺行灌洗术一般采用阑尾造口或盲肠置管顺行灌洗。这类手术具有操作简单、手术时间短、创伤小等优点,但术后并发症较多,如旷置后的盲袢综合征容易导致腹胀、腹痛;顺行灌洗容易出现管道堵塞或狭窄、灌洗液倒流;出现肠造口相关并发症等。一般认为,对于患者处于体质极度虚弱、无法耐受结肠切除术,或便秘导致肠梗阻症状严重、而又无条件行结肠切除手术,或以前手术失败便秘复发、无法承受更大风险手术等极端情况下,可考虑选择应用。

2. 出口梗阻型

详见第8章"出口梗阻性便秘"相关内容。

7.7.2　营养支持治疗

术后在逐步恢复饮食的前提下,连续辅助进行膳食纤维补充3个月。术后早期,因肠道生理结构的改变、胃肠水分吸收和储粪功能的下降,大部分患者会出现腹泻,术后6~12个月可恢复至术前水平。术后早期患者营养不良的表现可能与手术创伤和术后胃肠道症状造成的摄入不足或丢失过多有关,但至术后6个月时,患者营养状况可逐渐恢复至正常水平并长期维持。因此,术后应定期对患者营养状况进行评估,营养治疗首选口服营养补充,可尝试采用低渣肠内营养配方,富含膳食纤维的肠内营养配方有助于改善便秘,膳食纤维包含可溶性膳食纤维及增加粪便重量和体积的不可溶性膳食纤维。

7.7.3　补充益生菌和益生元

应用实时荧光定量PCR技术对健康人群及顽固性便秘患者术前、术后6个月粪便和结肠黏膜样本中总细菌核酸进行分析发现,虽然手术有助于患者肠道菌群结构的恢复,但仍不能完全达到正常人水平。同时,相关研究也表明,围手术期补充益生菌和益生元,有助于减少患者术后小肠炎发生率,缩短术后住院时间,并减轻术后早期腹胀及腹泻症状,改善患者术后早期的生活质量。

7.7.4　中医中药调理

中医中药的调理,对降低手术并发症、提高手术疗效具有很好的效果。术后患者肠道功能恢复需要一定时间,遵从辨证论治,以中药、针灸、推拿等多种方式协同的治疗方式进行调理,特别是对于术后便秘症状改善欠佳患者。

7.7.5　实施加速康复外科

加速康复外科(enhanced recovery after surgery,ERAS)的理念已在我国迅速普及和应用。在慢性便秘围手术期治疗中开展ERAS,降低了围手术期并发症的发生率,促进了肠道功能的恢复,缩短了住院时间。

7.8 疗效评定、出院标准及随访

7.8.1 疗效评定

疗效评定如表7.6所示。

表7.6 疗效评定

结果	表现
治愈	2天以内排便1次，便质转润，解时通畅，短期无复发
好转	3天以内排便，便质转润，排便欠畅
未愈	症状无改善

7.8.2 出院标准

未手术的患者便秘症状较住院时缓解或明确病因及治疗方案时，即可出院定期随访治疗；手术的患者出院标准应将口服耐受性、肠功能恢复、疼痛控制和充分活动、下消化道功能恢复、活动和自理能力、临床检查正常及相关实验室检查合格作为结直肠手术后病人的出院标准，且对于满足标准的结直肠癌病人，出院应取得医生的同意。作为与病人接触最多的人员，护理人员在做好出院宣教的同时，应配合医生做好病情的观察与评估，协助医生做好判断，以降低病人出院后并发症的风险及再入院的可能性。

7.8.3 随访

出院后随访是慢性便秘手术治疗中非常重要的一个环节，对评估手术效果、及时处理手术并发症、指导患者生活和饮食等都具有非常重要的意义。中华医学会外科学分会结直肠肛门外科学组于2005年曾就慢性便秘症状和疗效评估专门制定了相关的量表对患者进行评估。以利于建立患者数据库，便于患者术后随访及临床资料的收集。

参 考 文 献

［1］ 中华医学会消化病学分会胃肠动力学组,功能性胃肠病协作组.中国慢性便秘专家共识意见:2019［J］.中华消化杂志,2019,39(9):577-598.

［2］ 黄乃健.中国肛肠病学［M］.济南:山东科学技术出版社,1996.

第8章 出口梗阻型便秘

8.1 定 义

出口梗阻型便秘(outlet obstructive constipation,OOC)是功能性便秘的亚型之一,被认为是因盆底解剖结构异常、功能障碍(比如直肠前突、直肠黏膜脱垂、盆底疝、会阴下降综合征及耻骨直肠肌痉挛综合征等)所导致的以排便费力、肛门堵塞感、便后不尽感等为主要表现的疾病。

8.2 诊 疗 流 程

出口梗阻型便秘(OOC)诊疗流程如图8.1所示。

8.3 流 行 病 学

全球成人便秘发病率约16%,其中60岁以上老年群体达18.1%,可分为慢传输型(STC)、出口梗阻型(OOC)和混合型便秘(MC)三种,其中出口梗阻型便秘占60%。

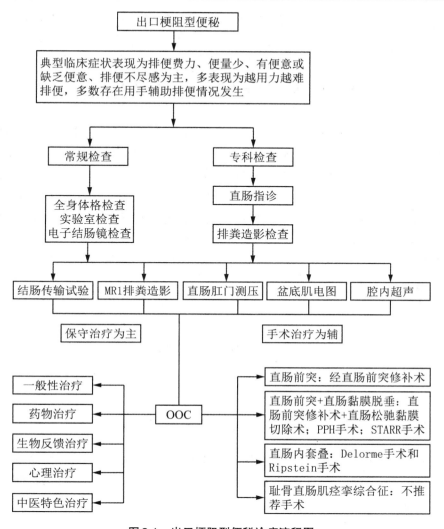

图8.1 出口梗阻型便秘诊疗流程图

8.4 病因及病理

OOC较公认的机制目前为直肠肛门和盆底组织功能、结构异常包括松弛型和痉挛型两大类：① 盆底肌肉松弛,组织器官下垂,压迫阻塞排便通道,包括直肠前突、直肠黏膜内脱垂、会阴下降、子宫脱垂、骶直分离等；② 盆底肌运动不协调，排便时肌肉异常收缩使肛门口难以松弛，包括耻骨直肠肌肥厚、痉挛、内括约肌失弛缓等。

临床上单一因素较少见，常常会出现直肠前突伴有直肠黏膜内脱垂和会阴下降，甚至同时合并有耻骨直肠肌痉挛等。部分学者认为轻度直肠前突与肛管松弛不充分相关而非盆底松弛，并指出部分患者的直肠前突可能是便秘的结果而非原因。尤其需要强调的是精神心理因素可能是便秘的一个重要发病机制。长期的精神压力、焦虑等精神心理障碍可刺激中枢神经系统使盆底肌非自主性静息收缩，此种中枢—肠—自主神经传导的"脑-肠"互动也可能是引发OOC的重要机制。另外比如超氧化物歧化酶可改善肠道黏膜屏障，丙二醛水平与便秘症状严重程度正相关，过氧化反应可能参与OOC的病情进展，直肠Cajal间质细胞数量明显减少、功能减弱、盆底结缔组织中胶原纤维含量降低等也可能是OOC发病重要因素之一，尚需进一步研究。

8.5　诊　　断

8.5.1　临床表现

出口梗阻性便秘的典型临床症状表现为排便费力、便量少、有便意或缺乏便意、排便不尽感为主，多表现为越用力越难排便，多数存在用手辅助排便情况发生。

8.5.2　辅助检查

（1）直肠指诊仍然是最首要的检查。其对于盆底肌不协调，排便敏感性、特异性的阳性预测价值较高。

（2）排粪造影检查仍是目前诊断OOC的最常用、最简单并且可靠的方法，目前来说是诊断出口梗阻型便秘的金标准。MRI可通过多序列、多平面在静息、力排时对盆底组织结构形态及运动进行较为全面的评估，是诊断包括OOC在内的盆底功能障碍性疾病的优选检查手段。

（3）电子结肠镜检查可排除器质性疾病或炎症性疾病造成的便秘情况。

（4）在有条件的医院建议进一步完善结肠传输试验、肛门直肠测压、盆底肌电图、三维腔内超声等检查。

8.5.3 诊断标准

根据典型的临床症状，肛门直肠指诊时直肠内有粪便，力排时肛门括约肌、耻骨直肠肌可能呈矛盾性收缩或痉挛性收缩。排粪造影可呈现异常的解剖学变化，在排除器质性便秘、药物影响和肠易激综合征等，在未使用泻药的情况下持续超过3个月，即可诊断为出口梗阻型便秘。

8.5.4 分期分型

根据排粪造影检查结果可将OOC分为松弛型和痉挛型两大类：

（1）盆底肌肉松弛，组织器官下垂，压迫阻塞排便通道，包括直肠前突、直肠黏膜内脱垂、会阴下降、子宫脱垂、骶直分离等。

（2）盆底肌运动不协调，排便时肌肉异常收缩使肛门口难以松弛，包括耻骨直肠肌肥厚、痉挛、内括约肌失弛缓等。

8.6 鉴 别 诊 断

8.6.1 慢传输型便秘

排便次数减少、少便意、粪便坚硬，因而排便困难。肛门直肠指诊时直肠内无粪便或触及坚硬粪便，而肛管括约肌缩肛和用力排便功能正常；全胃肠或结肠传输时间延长；缺乏OOC的证据，如排粪造影和肛肠测压正常。

8.6.2 混合型便秘

同时具备STC和OOC的特点。

8.6.3 肠易激综合征型便秘

肠易激综合征型便秘是一类和腹痛或腹胀有关的便秘,同时也可能有以上各类型的特点。

8.7 治 疗

8.7.1 治疗原则

保守为主,手术为辅。轻、中度OOC患者一般首选非手术治疗,在正常人群中,也可发现无症状的直肠前突(<2 cm),不需处理。手术治疗是OOC患者最后的治疗手段,只有部分由明确解剖结构异常导致的OOC患者才能从手术中获益。

8.7.2 一般性治疗

(1) 饮食疗法:调整饮食结构,增加富含纤维素的蔬菜、水果摄入,同时增加饮水量,忌烟酒和辛辣食物。

(2) 良好习惯的养成:由于现代生活的快节奏,许多人不能够按时排便;而生活方式的不健康又会使排便时易久蹲,因此养成良好的生活习惯尤为重要。

(3) 增加运动:运动可以促进肠供血及肠蠕动;腹部按摩运动可以兴奋副交感神经,抑制交感神经,增加降结肠、直肠蠕动,松弛肛门内括约肌,从而达到促进排便的目的。

8.7.3 药物治疗

规范用药,非必要时禁用刺激性泻药,促动力药物及促分泌药物仍需大量临床证据支持。虽然临床上治疗便秘的药物都有一定效果,疗效各有不同,但由于其疗效有限,长期用药易产生依赖性、不良反应多,所以在一定程度上制约了临床的使用。

按照《便秘外科诊治指南(2017)》以及美国结直肠外科医师学会(ASCRS)相关信息,推荐的药物治疗方案如图8.2所示。

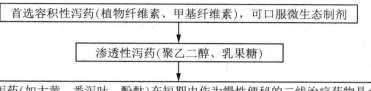

图8.2　药物治疗方案

8.7.4　生物反馈疗法

生物反馈疗法是随着现代技术发展而出现的一种新兴的方法。将人体内的生理或病理信息通过现代科学仪器反馈给医护人员,医护人员依据反馈结果进行相对应的恢复生理功能的治疗,达到治愈疾病的目的。其机制在于利用科学仪器让医务人员发现其异常指标,从而通过有目的的治疗方法,例如增加腹压、训练盆底肌等恢复其机体的正常生理机制。生物反馈疗法具有其他方式无法比拟的优势,其没有创伤性,且主要是调节恢复自身的机能,主要用于耻骨直肠肌痉挛综合征(PRS)的不协调性排便和大便失禁,也用于治疗其他类型的功能性便秘,如肛门痉挛、慢性盆底疼痛综合征、直肠肛门抑制反射消失、直肠感觉缺陷、大便失禁、STC、孤立性直肠溃疡等。

8.7.5　心理治疗

现代医学认为精神心理因素与便秘的发病明显相关。只有让患者与医师之间建立良好的信任合作关系,慢慢摆脱自己的不良情绪,对医生充满信心,积极配合医生的各方面治疗,方能使临床治疗效果事半功倍。对于伴有明显抑郁、焦虑和睡眠障碍的患者,需要选择抗焦虑抑郁药物治疗。

8.7.6　中医特色治疗

针刺八髎穴、长强穴等治疗 OOC 具有多途径、多靶点作用的优势,其治疗 OOC 的作用机制尚不明确,可能是多途径达到治疗目的。中医辨证论治治疗 OOC 理、法、方、药体系完整有效。

8.7.7　手术治疗

一般认为,只有经过严格的保守治疗无效(至少 3 个月),严重影响病人生活和工作,检查显示有明确的异常指标,患者症状过重,有较强烈的手术意愿,并除手术禁忌证的情况下,才可考虑外科手术。

1. 根据诊断分型,对于不同类型的OOC采取不同的手术方式

(1) 直肠前突:在排除功能性病因之后,可以考虑手术修复。直肠前突修补术常用经阴道、经直肠或经会阴 3 种手术入路。推荐经直肠前突修补术。

(2) 直肠前突伴有直肠黏膜脱垂:推荐直肠前突修补术+部分松弛黏膜切除/结扎术、STARR 及 PPH 手术治疗。

(3) 直肠内套叠(直肠内脱垂):推荐 Delorme 手术和 Ripstein 手术等。

2. 吻合器环切除(PPH、STARR)手术

目前 PPH、STARR 手术是治疗直肠前突较为成熟的术式,临床应用较多,而直肠前突又是引起 OOC 的原因之一,因此解决直肠前突有利于 OOC 的治疗。其作用机制在于环形切除痔上方的黏膜脱垂部分,可以有效解决患者的排便不净和排便不尽感,保持肛管排便时的通畅;切除黏膜后会进行吻合,而吻合时会自然地使脱垂的肛垫上提,起到悬吊作用,可以改善直肠前突的问题;吻合口瘢痕的形成则进一步加强了直肠阴道隔的张力。并发症也较多,如肛门坠胀、狭窄等,我们推荐大"C"吻合器切除术,保留直肠后位正常黏膜组织。

3. 经肛直肠切割闭合前突囊袋+硬化剂注射

将直肠前突囊袋上、中、下、左、右等点黏膜、黏膜下层牵拉提起,用直线切割闭合器将囊袋完整切除闭合。硬化剂于吻合口周围进行硬化注射,加固直肠前壁。

参 考 文 献

[1] Chu H, Zhong L, Li H, et al. Epidemiology Characteristics of Constipation for General Population, Pediatric Population, and Elderly Population in China[J]. Gastroenterol Res Pract, 2014(2014):532734.

[2] 刘宝华,魏东,杨新庆,等.便秘外科诊治指南:2017[J].中华胃肠外科杂志,2017,20(3):241-243.

[3] 刘世举,刘佃温,杨会举,等.三联术联合中医外治法治疗出口梗阻型便秘232例[J].河南中医,2018,38(8):1210-1213.

[4] 任东林,林宏城.梗阻性排便综合征的外科治疗[J].中华结直肠疾病电子杂志,2015,4(4):36-39.

[5] 李军祥,陈誩,柯晓.功能性便秘中西医结合诊疗共识意见:2017年[J].中国中西医结合消化杂志,2018,26(1):18-26.

[6] 周丽荣,林征,林琳,等.功能性便秘患者肛门直肠动力学与精神心理因素的相关性分析[J].中华消化杂志,2009,29(2):132-133.

[7] 梁小霞.不同证型便秘患者的心理状态调查研[D].广州:广州中医药大学,2011.

[8] 邹洋洋,丁曙晴,周惠芬.八髎穴治疗出口梗阻型便秘的机制探讨[J].针刺研究,2015,40(5):427-430.

[9] 陈莉.经皮穴位电刺激治疗出口梗阻型便秘的临床疗效观察[D].南京:南京中医药大学,2009.

[10] 谢胜,韦金秀,周晓玲,等.背俞指针疗法治疗出口梗阻型便秘42例[J].山东中医杂志,2014,33(9):752-753,764.

[11] 王振军,杨新庆.出口梗阻型便秘的外科治疗[J].中国实用外科杂志,2013,33(11):932-935.

[12] 黄乃健.中国肛肠病学[M].济南:山东科学技术出版社,1996.

第9章　骶前囊肿

9.1　定　义

骶前囊肿是位于骶尾骨与直肠之间的囊性或囊实性肿块,与骶尾骨筋膜、直肠及肛门括约肌等盆底组织关系密切,临床少见,具体发病率未见系统文献报道。有学者认为其起源与胚胎发育异常有关。骶前囊肿分为良性和恶性两大类型,良性较恶性多见。根据组织病理学特征和起源主要分为表皮样囊肿、皮样囊肿、肠源性囊肿(又分为尾肠囊肿和囊性直肠重复)、神经管原肠囊肿和畸胎瘤等多种类型。

9.1.1　临床表现

1. 症状

囊壁与骶尾骨筋膜关系密切,呈膨胀性生长,大部分囊肿挤压周围脏器及组织,小部分囊肿可向下突出骶前至皮下组织,甚至延伸至骶后。对于初治患者,大部分患者无特异性临床表现,部分患者表现为囊肿压迫症状,如下腹部坠胀、尿频尿急、里急后重、便秘、下肢会阴部感觉异常及习惯性流产等,MRI等检查可以清楚地显示盆底腹膜下、直肠后、骶尾骨前及侧盆壁之间的囊性或囊实性占位病变。

2. 体征

部分患者肛门后中线皮肤可见凹陷、褶皱,肛周无红、肿、热及压痛等;直肠指诊或双合诊可以触及直肠后外压性囊性肿物,活动度差,无明显触痛,直肠黏膜未触及异常;腹部触诊不易触及。

9.1.2　辅助检查

CT或MRI可见直肠后、骶尾骨前方囊性或囊实性占位病变,与骶尾骨筋膜关系密切,呈膨胀性生长,多数挤压周围脏器及组织,少数可向下突出至骶前、骶后皮下组织。

MRI软组织分辨率高且可以多参数、多方位成像,能够准确定位囊肿上极,清楚显示囊肿与周围重要器官、血管的关系,还能识别囊肿内不同成分,根据不同成分的含量呈现不同的信号特点,有助于鉴别不同类型的囊肿及其他病变。推荐术前首选MRI检查。

超声内镜可见直肠后方外压性囊性或囊实性肿物,与直肠壁关系密切,但肠壁结构完整,有助于评估囊肿来源及与直肠壁的关系。

MRI在囊内容物性质及囊肿与其周围组织结构毗邻关系的评估方面相对于CT等检查更具优势。当囊肿与直肠或肛直肠环关系密切时,超声内镜在术前评估两者关系方面具有一定的价值。CT或MRI对于手术入路的选择具有重要的指导作用,矢状位重建对囊肿高度评估具有重要的参考价值,可以根据囊肿上极对应骶尾骨平面定义为囊肿的高度,设定第三骶椎(S3)为高度分界线,分为高位(高于S3)、中低位(平行于或低于S3),冠状位或横轴位可以提示囊肿与周围组织结构的毗邻关系,为术前手术方案的制定提供重要的参考信息。

9.1.3　诊断标准

临床诊断主要根据临床症状及影像学检查结果。骶前囊肿由于囊肿张力高,穿刺容易引起囊肿破裂或渗漏导致感染等,因此不主张术前穿刺活检。

对于多次手术复发患者,多有骶前、会阴部顽固性窦道,根据病史、体征、外院影像学检查及病理结果多可以明确诊断,MRI多提示骶前、会阴部组织炎性水肿、窦道等。

9.2　诊疗流程

骶前囊肿诊疗流程如图9.1所示。

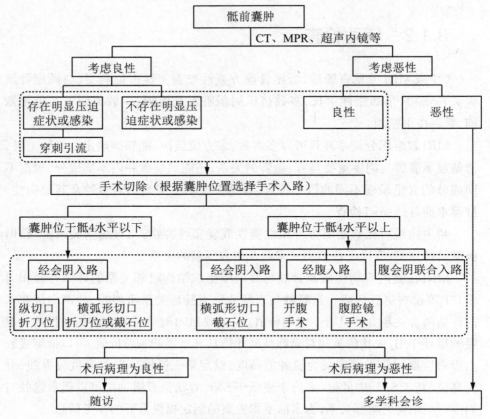

图9.1 骶前囊肿诊疗流程图

9.3 鉴 别 诊 断

9.3.1 肛周脓肿

肛周脓肿一般具有热、肿、痛、里急后重等症状,骶前囊肿无上述表现。直肠指诊提示肛周脓肿直肠周围有波动感同时伴有疼痛,骶前囊肿仅有波动感,无明显疼痛。当骶前囊肿合并感染时易与肛周脓肿混淆,骶前囊肿合并感染的MRI表现为囊壁不均匀增厚及增强后信号明显强化,伴周围脂肪肌肉组织浸润;肛周脓肿位置较低,通常位于邻近肛门括约肌处,MRI表现为典型的扩散加权成像高信号,增强后脓肿壁呈环形强化。

9.3.2　肛瘘

肛瘘内口位于直肠肠腔,可通过窦道造影及MRI明确肛瘘窦道走形及肛瘘内口的位置。骶前囊肿未愈所致的窦道无内口,窦道造影及MRI示窦道不与肠腔相通。

9.3.3　卵巢囊肿

卵巢囊肿一般位于盆腔内,直肠指诊及阴道指诊多数可触及活动性肿物,部分肿物体积巨大者活动受限,但与骶尾骨筋膜存在明确的界限。骶前囊肿位于盆底腹膜后,直肠指诊提示肿物活动性差,且与骶尾骨筋膜关系密切。CT或MRI有助于鉴别诊断。

9.3.4　子宫肌瘤

子宫肌瘤与骶尾骨筋膜无毗邻关系,直肠指诊及阴道指诊可触及活动性肿物,影像学表现为实性,肿物与子宫关系密切。骶前囊肿位于盆底腹膜后,直肠指诊提示肿物活动性差,影像学表现为囊性或囊实性肿物。

9.3.5　骶前神经源性肿瘤

骶前神经源性肿瘤位于盆底腹膜后,与直肠多有间隙,与骶尾骨筋膜界限明确,直肠指诊及影像学检查提示直肠外压性实性肿物。骶前囊肿亦位于盆底腹膜后,一般与直肠及骶尾骨筋膜关系密切,直肠指诊及影像学检查提示直肠外压性囊性或囊实性肿物。

9.3.6　直肠癌术后假性骶前囊肿

此类骶前囊肿为术前影像学未显示、术后出现的囊性肿物,多由复发的肿瘤或残留的直肠黏膜分泌黏液形成的继发性假性囊肿,无包膜,与骶尾骨筋膜无毗邻关系。原发性骶前囊肿多为先天性,首次发现囊肿之前患者无手术史。

9.3.7 直肠间质瘤

直肠间质瘤来源于黏膜下肌层,骶前囊肿多来源于骶尾骨筋膜。超声内镜有助于评估囊肿的起源及边界,超声内镜显示直肠间质瘤来源于直肠肌层,骶前囊肿尽管与直肠壁关系密切,但肠壁结构完整。MRI同样有助于评估肿瘤来源及与直肠壁的关系。

9.3.8 脊索瘤

当骶骨脊索瘤向前方生长,突入骶骨凹内时,骶前囊肿的诊断需要与其鉴别。脊索瘤MRI主要表现为骨质破坏、软组织肿块,T2加权像瘤内低信号的纤维分隔将高信号的肿瘤基质及肿瘤细胞分隔成多小叶状,形成典型的"蜂房征",增强扫描时分隔、分隔旁肿瘤组织和包膜较前明显强化,"蜂房征"改变更加明显。而骶前囊肿多数不伴有骨质破坏,无"蜂房征"改变。

9.4 治　疗

骶前囊肿的治疗以手术切除为主,如果囊壁未彻底切除,则可能导致复发或骶尾部形成难以愈合的窦道,给患者造成极大的痛苦。然而,目前临床对骶前囊肿的认识不足,甚至将其与卵巢囊肿、肛周脓肿等疾病相混淆,同时对该疾病的治疗缺乏彻底切除囊壁的理念与手术技巧,常导致切除困难的骶前囊肿被姑息处理,不当的手术方式甚至可能损伤肛门括约肌或重要血管、神经等,造成肛门失禁、大出血等严重的并发症。

9.4.1 经会阴入路

(1) 纵行切口:推荐用于囊肿体积小、囊肿上极低于S4水平,能够耐受S4、S5椎体切除的患者。患者取折刀位,切口沿臀沟走向或平行臀沟。操作过程中需切开臀大肌及部分肛提肌在骶尾骨的附着,切除尾骨尖,必要时切除尾骨及S4、S5椎体。 如囊肿与直肠壁关系密切,术者需使用手指进入直肠进行引导剥离囊壁,保护直肠壁。纵向切口愈合快,瘢痕隐蔽,偏心型囊肿手术视野暴露清楚。对于位置较高的骶前囊肿,出现骶前囊肿与骶前筋膜粘连紧密时,需要切除S4、S5椎体才能显露清楚视野。出现高位的骶前血管出血时,折刀位显露出血点困难。

(2)骶前横弧形切口:推荐用于上极位于S2以下的骶前囊肿。对于上极在S4以下的骶前囊肿,患者取截石位或折刀位均可,建议取折刀位,折刀位更容易暴露囊肿。对于上极在S4以上的骶前囊肿,建议取截石位。以尾骨尖为标记,于尾骨尖与肛门中间定位,左右分别于坐骨结节内缘定位,连接三点形成横弧形切口。操作过程中需切除尾骨,离断肛尾韧带,切断部分臀大肌在骶骨的附着点。注意保护肛门直肠环,必要时术者左手进入肛门感受肛门直肠环及直肠壁与骶前囊肿的关系。切除标本后建议放置骶前术区引流管及肛门直肠减压管。骶前横弧形切口对于位置高的囊肿,仍能够清楚显露术区,确保囊肿完整切除。出现骶前出血时,良好的术野便于止血。截石位时横弧形切口张力大,容易出现切口愈合不良。

(3)经会阴盆底括约肌间隙切口:该切口仅适合于位置很低且体积很小的囊肿切除。患者取截石位,在肛门后方做"Ⅴ"字形切口或者放射状切口,经括约肌间隙钝性分离出肛管、内括约肌和外括约肌的间隙,向上达肛提肌水平。

9.4.2 经腹入路

(1)腹腔镜骶前囊肿切除:推荐用于初治、与骶尾部及直肠壁间隙疏松、未越过骶骨后方的骶前囊肿,同时要求手术团队具有娴熟的腹腔镜技术。患者取截石位,腹腔镜孔位置同直肠癌手术。

腹腔镜操作过程中对于较大的骶前囊肿,需切开囊肿,吸取囊液,更好地暴露术野。腹腔镜下切除骶前囊肿手术创伤小,患者恢复尚可。但是,术中可能损伤腹下神经丛导致性功能及排尿功能障碍。

(2)开腹骶前囊肿切除:推荐用于既往有开腹手术史、腹腔严重粘连分离困难、经会阴入路切除困难、位置较高的囊肿患者。

9.4.3 腹会阴联合入路

推荐用于体积大、囊肿上极高于S4水平、下极与骶尾部关系密切的骶前囊肿。患者取截石位或先截石位再折刀位。截石位采用横弧形切口,折刀位采用横弧形切口或纵形切口。操作过程中先以腹腔镜或开腹游离骶前囊肿至盆底肌水平,再采用会阴切口辅助游离骶前囊肿。腹会阴联合入路会阴部组操作相对简单,切口相对小。但术中可能损伤腹下神经丛导致性功能及排尿功能障碍,且手术程序相对复杂,部分患者需要术中翻身改变体位。

9.4.4 骶前囊肿围手术期并发症及处理

1. 骶前囊肿术中并发症及处理

(1)骶前大出血:① 骶前囊肿上极位于S4水平以下,出现骶前出血,一般可以采用电刀电凝止血。② 骶前囊肿上极位于S4水平以上,可以尝试用血管缝线进行骶前缝扎止血,如果止血效果差,则于会阴部切口填塞棉垫压迫止血。

(2)直肠破溃:① 如果出现直肠溃破,则行局部修补,同时使用带蒂大网膜填充骶前保护直肠或转移肌瓣进行局部加强。② 如果出现直肠溃破,且局部修补不满意,要做好近端肠管造瘘的准备,同时肛门放置肛管。

2. 骶前囊肿术后并发症及处理

(1)尾骨尖部位切口的延期愈合:为减少尾骨尖部位切口愈合不良的发生,术中切口尽可能远离肛门,有利于减少切口污染、改善皮瓣血供;创面放置引流管,必要时冲洗,避免创面积液、感染。若术后出现切口延期愈合,推荐拆开骶尾部位缝线,进行局部的擦洗或坐浴或再次清创。

(2)迟发性直肠瘘:为减少迟发性直肠瘘发生,对于囊肿分离后薄弱的直肠壁需进行加固,必要时行预防性造瘘;术后避免创面感染。若术后出现直肠瘘,需要将病变肠管行局部切除并修补,同时做预防性造瘘。

(3)肛门功能障碍:为减少肛门功能障碍的发生,术中尽可能避免损伤肛门直肠环肌肉。若术后出现肛门功能障碍,推荐患者进行缩肛锻炼、生物反馈治疗或磁治疗,必要时行肛门功能肌肉群重建。

(4)排尿功能及性功能障碍:为减少排尿功能及性功能障碍,术中尽可能保护盆腔神经。若术后出现排尿功能及性功能障碍,推荐针灸、中药等保守治疗及功能锻炼。

(5)下肢运动或感觉功能障碍:为减少下肢运动或感觉功能障碍发生,术中尽可能保护坐骨神经及分支;对于巨大的骶前囊肿也可以吸取囊液,更好地暴露术野。若术后出现下肢运动或感觉功能障碍,推荐针灸、中药等保守治疗及功能锻炼。

(6)排便功能障碍:推荐饮食调节,必要时口服肠道功能调节药物。

9.4.5 术后管理

骶前囊肿的随访及后续治疗：

良性骶前囊肿术后建议2年内每6个月复查1次，2年后每年复查1次，推荐MRI、CT、超声检查骶前及盆腔区域有无囊肿复发及癌变。如患者术后骶尾部突发顽固性疼痛，则提示囊肿恶变可能性大。

恶性骶前囊肿术后建议多学科（病理科、骨科、肛肠科、影像科、放疗科、肿瘤内科）会诊，根据囊肿病理性质行后续治疗。建议2年内每3个月复查1次，2年后每6个月复查1次，推荐MRI、CT、超声检查骶前及盆腔区域有无囊肿复发及其他病变。

9.5 总结和质控要点

骶前囊肿作为位于骶前间隙的先天性疾病，多数为良性，部分存在恶变的可能。目前认为其起源与胚胎发育异常有关，具体发病率不明。治疗手段主要以手术切除为主，手术的关键是囊肿壁的完全切除。手术方式主要包括经腹、经会阴及腹会阴联合入路，但各种手术入路各有优劣。关于骶前囊肿的理念认识、手术效果多为回顾性描述性研究及临床经验，因此尚需要集合各方力量共同发起前瞻性、随机对照临床研究，为寻求骶前囊肿最优诊疗策略提供有力的临床证据，并将研究结果广泛推广至临床实践，从而提高骶前囊肿完整切除率及降低手术相应副损伤、术后并发症等，最终解决骶前囊肿治疗难题。

质控建议：

（1）强烈推荐彻底切除骶前囊肿囊壁及与其关系密切的骶尾部筋膜：囊壁必须完整或完全切除，如果残留，则会导致囊肿复发。骶尾部筋膜可能是骶前囊肿的起源点，其残留也会导致囊肿复发。

（2）推荐切除尾骨：因尾骨与骶尾部筋膜关系密切，为确保骶尾部筋膜彻底切除，推荐切除尾骨。

（3）不推荐术中使用电刀烧灼、无水酒精破坏囊壁的分泌功能：电刀烧灼、无水酒精处理囊壁不能完全破坏残存囊壁的分泌功能，可能是导致骶前囊肿复发的主要因素。

（4）不推荐使用硬化剂破坏囊壁的分泌功能：使用硬化剂破坏囊肿壁的分泌功能临床证据不足，临床实践也证明，使用硬化剂处理的骶前囊肿仍然具有分泌功能，并且增加了骶前囊肿切除的难度。

（5）不推荐骶前囊肿引流：引流不能治愈骶前囊肿，反而会引起囊肿周围炎症水肿，增加囊壁与周围脏器的分离难度。除非骶前囊肿压迫直肠或尿道导致排便、排尿困难者，或患者体质不耐受手术者，否则不推荐引流减压。

（6）不建议经直肠或经肛门引流囊内容物：骶前囊肿压迫直肠导致排便障碍或囊肿破裂致周围感染需急诊穿刺引流时，推荐尽量远离肛门行直肠外穿刺引流，避免经直肠内穿刺引流。

（7）不推荐常规穿刺活检：骶前囊肿张力大、囊壁弹性差，常规穿刺活检容易增加感染及窦道形成的风险。对可疑恶性的骶前囊肿（如患者出现骶尾部顽固性疼痛、骨扫描提示骨质破坏或MRI提示侵犯骶骨及邻近脏器等）可穿刺活检明确囊肿性质。

参 考 文 献

［1］ Jao S W，Beart R W，Spencer R J，et al. Retrorectal Tumors［J］. Diseases of the Colon & Rectum，1985，28（9）：644-652.

［2］ Dahan H，Arrivé L，Wendum D，et al. Retrorectal Developmental Cysts in Adults：Clinical and Radiologic-Histopathologic Review，Differential Diagnosis，and Treatment1［J］. RadioGraphics，2001，21（3）：575-584.

［3］ 海峡两岸卫生交流协会肿瘤防治专家委员会，中国医师协会结直肠肿瘤专业委员会脏器联合切除与质量控制学组. 骶前囊肿规范化诊疗中国专家共识［J］. 中华肿瘤杂志，2021，43（10）：1034-1042.

［4］ Bhayana，Rajesh，Hosseini-Nik，et al. MR Imaging of the Retrorectal-Presacral Tumors：An Algorithmic Approach［J］. Abdominal imaging，2015，40（7）：2630-2644.

［5］ Patel N，Maturen K E，Kaza R K，et al. Imaging of Presacral Masses：A Multidisci-Plinary Approach［J］. British Journal of Radiology，2016，89：1061.

［6］ Buchs N，Taylor S，Roche B. The Posterior Approach for Low Retrorectal Tumors in Adults［J］. International Journal of Colorectal Disease，2007，22（4）：381-385.

［7］ Aranda-Narváez J M，González-Sánchez A J，Marín-Camero N，et al. Conservative Approach Versus Urgent Appendectomy in Surgical Management of Acute Appendicitis with Abscess or Phlegmon［J］. Revista Espanola de Enfermedades Digestivas：Organo

Oficial de la Sociedad Espanola de Patologia Digestiva, 2010,102(11):648-652.

［8］　王刚成，韩广森，任莹坤，等.骶前囊肿切除术的理念及手术技巧[J].中华外科杂志，2012,50(12):1153-1154.

［9］　Pescatori M, Brusciano L , Binda G A , et al. A novel approach for perirectal tumours：the perianal intersphincteric excision[J]. International Journal of Colorectal Disease,2005,20(1):72-75.

［10］　Nedelcu M, Andreica A , Skalli M , et al. Laparoscopic Approach for Retrorectal Tumors[J]. Surgical Endoscopy, 2013,27(11):4177-4183.

［11］　王刚成,韩广森,任莹坤,等.盆腔肿瘤手术大出血的常见类型和手术技巧[J].中华肿瘤杂志,2013,35(10):792-795.

［12］　Bruijn D H, Maeda Y, Murphy J, et al. Combined Laparoscopic and Perineal Approach to Omental Interposition Repair of Complex Rectovaginal Fistula[J]. Diseases of the Colon & Rectum,2018,61(1):140-143.

第10章 藏毛窦

10.1 定 义

藏毛窦为皮肤褶皱区域的一种慢性感染,好发于天生裂隙部位,尤其常见于臀间裂,严重者会影响患者的生活质量。虽然其病因不明确,目前的共识认为藏毛窦是一种和臀沟中毛发密切相关的获得性疾病。臀沟中脱落的毛发损伤并穿透皮肤,造成异物反应并最终形成中线小凹。

从解剖学上讲,臀间裂是指两臀中间的沟槽,自骶骨下延至会阴,位于肛门之上。尾骨皮肤深层固定于肛尾缝形成臀间裂。臀间裂是两侧臀大肌的分界,后者会在直立时掩盖臀间裂。

从流行病学上讲,藏毛窦的发病率约为26/100000,男女平均发病年龄分别为21岁和19岁,男性发病率是女性的2~4倍。藏毛窦较少见于儿童及45岁以上成人,但也有这类患者到外科就诊。急慢性病例的数量相当,极少数患者无症状。近年我国该病发病率有上升趋势。

10.2 诊疗流程

藏毛窦诊疗流程如图10.1所示。

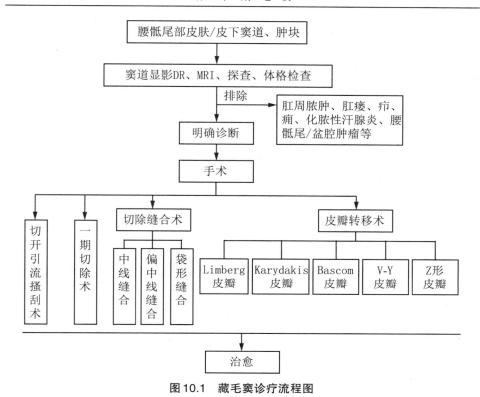

图 10.1　藏毛窦诊疗流程图

10.3　病因及病理

藏毛窦病因复杂多样,其中包括过多体毛、臀沟深度、年轻、久坐不动、家族史、不良卫生习惯、穿紧身衣和高体重指数等。关于病因被广泛接受的三种理论包括 Karydakis 的异物反应理论、Bascom 的"中线凹"假说和 Stelzner 的滞留性理论。Karydakis 认为导致藏毛窦的唯一原因为毛发刺入,强调了针对毛发刺入,进行治疗的重要性并收到了满意的效果。藏毛窦起初被视为臀间裂皮肤异常引起的先天性疾病,但现代理论认为这是获得性疾病。藏毛窦有广泛手术切除后复发的倾向,符合这一观点。

尽管臀间裂的毛发和炎症有促发作用,但藏毛窦的具体发病机制尚不清楚。在坐位或弯腰时,臀间裂拉伸,从而损伤或破坏毛囊并拉出毛腔("凹坑")。毛腔中会蓄积皮肤碎,而且十分有利于头部、背部及臀部脱落的毛发嵌留。运动时臀间裂皮肤绷紧,皮下间隙产生负压,使毛发更向深处嵌留,而毛发摩擦会促发窦形成。

藏毛窦道通常向头侧延伸,这可能与该处的机械力有关,因为毛囊的方向决定了窦道的方向,但其也可向外侧或下方延伸,而可能类似于肛瘘病变(参见下文"鉴别诊断")。藏毛腔可能含毛发、碎屑和肉芽组织,但组织病理学检查极少发现毛囊。藏毛腔并非真正的囊肿,内层没有完全上皮化,但窦道可能上皮化。异物巨细胞反应通常伴有局部细胞浸润。

藏毛窦发生继发感染时会形成急性皮下肿胀,并沿窦道扩布。脓肿可自发破裂,穿过皮肤向臀间裂头侧或外侧排出脓腔内容物,也可能是需要手术引流。受累区域也可因嵌留的毛发或感染残留物而反复感染或发生慢性感染。

藏毛窦的危险因素包括:① 超重/肥胖;② 局部创伤或刺激;③ 缺乏运动的生活方式或久坐;④ 臀间裂较深;⑤ 臀间裂区域的毛发旺盛;⑥ 家族史。

虽然这都是藏毛窦的典型危险因素,但通常不代表一定在患者身上发生。

10.4 诊 断

10.4.1 临床表现

藏毛窦如无继发感染常无明显症状,部分患者可感觉骶尾部胀痛。急性发作时常表现为骶尾部脓肿局部出现红、肿、热、痛等急性炎症的特点。多经自动破溃溢脓或外科手术引流后炎症逐渐消退,少数引流口可以完全闭合,但多会反复发作或经常破溃溢脓而形成窦道或瘘管。

(1)急性。急性发作时的症状包括:坐位或拉伸臀间裂皮肤时(如弯腰、仰卧起坐),臀间区域突发轻至重度疼痛。患者还可能表示该区域间歇性肿胀以及黏液性、脓性和/或血性溢液。脓肿未引流的患者常有发热和不适。

(2)慢性。慢性藏毛窦患者可出现反复或持续性渗液和疼痛,可有1个或多个渗液区域(窦道)。有少数长期未得到治疗的藏毛窦发生鳞状细胞癌。外观不常见或有侵袭性表现的损伤应活检。

10.4.2 体格检查

诊断藏毛窦时需要患者收缩两侧臀部,充分显露臀间裂中的毛腔或藏毛

窦;根据疾病的缓急,患者也可能存在其他表现:

(1)患者无症状时,体格检查可在臀间裂中线处发现1个或多个原发毛腔(凹坑),和/或朝向臀间裂头侧或稍偏侧方的无痛性藏毛窦开口。

(2)急性发作时,体检检查通常可见臀间裂蜂窝织炎,以及臀间裂顶部或附近有波动感的触痛性包块,其通常稍偏向一侧,提示存在脓肿。

(3)慢性疾病患者可能存在1个或多个藏毛窦开口,排出黏液性、脓性和/或血性液体。偶尔可见毛发从藏毛窦开口伸出。复杂疾病患者可见中线旁有继发性窦道或毛腔。

10.4.3　辅助检查

(1)泛影葡胺窦道造影可了解藏毛窦的范围、深度及走向,有助于明确手术范围、制定手术方案。

(2)直肠腔内超声对于骶尾部藏毛窦的诊断及鉴别诊断阳性率高、操作简单、快捷且价格低廉,无放射性在临床上具有较高的推广价值。

(3)MRI对于软组织分辨率高,诊断准确,但其价格昂贵不易于普及,且通常需预约,各地区根据自身情况开展。

10.4.4　鉴别诊断

鉴别藏毛窦与其他疾病或并存疾病时通常需全面的肛门直肠检查。

(1)肛周脓肿。肛周脓肿通常表现为肛门或直肠区域重度疼痛,常伴发热、不适等全身症状。体格检查中可能会发现肛周存在有波动感的区域或一片发红硬化的皮肤。直肠周围脓肿通常位于肛门附近,而藏毛脓肿位于更接近头侧的臀间裂区域。

(2)肛门直肠瘘。肛门直肠瘘是肛门直肠脓肿的慢性表现。肛门直肠脓肿破裂或引流后,肛门或直肠的脓肿与直肠周围皮肤之间会形成一条上皮化窦道。肛门直肠瘘的主要诊断依据是病史和体格检查中的典型表现:疼痛、排脓及直肠周围皮损。肛门直肠瘘通向肛门,但藏毛窦通向臀间裂中线处的窦腔。

(3)克罗恩病的肛周并发症。包括肛裂、肛瘘及脓肿。应注意:肛裂可能无症状,也可表现为出血、深溃疡形成或肛门疼痛,后者可能在排便时加剧。患者的症状各异,可以为肛门疼痛和排脓,也可以为出血和大便失禁。肛周克罗恩病通常集中于肛门周围,而非臀间裂区域。

（4）臀部皮肤脓肿、疖、痈。皮肤脓肿是指脓液积于真皮和更深层的皮肤组织。疖是指毛囊感染,脓性物质通过真皮扩散到皮下组织,进而形成小脓肿。痈是指几个发炎的毛囊融合成一个炎性团块,同时伴有多个毛囊排脓。疖和痈常累及臀部。这些病灶通常远离中线,且不存在窦道。

（5）毛囊炎。毛囊炎是毛囊的浅表性细菌感染,会在表皮形成脓性物质。毛囊炎表现为多个聚集成簇的红斑性小病灶,病灶鼓起,伴有瘙痒,直径小于5 mm。病灶中心可能有脓疱。铜绿假单胞菌感染时,毛囊炎发病区的边界清晰,呈现出暴露于污水的皮肤区域。铜绿假单胞菌性毛囊炎也可引起较大病灶,直径可达30 mm。

（6）化脓性汗腺炎。化脓性汗腺炎是慢性毛囊闭塞性疾病,可累及间擦部位的皮肤,即腋下、腹股沟、肛周、会阴和乳房下区域。该病可在直肠周围发生并引起排脓。化脓性汗腺炎的部分特征与藏毛窦相同,如窦道、脓疱,有人推断该病与藏毛窦有关或存在共同病因。但汗腺炎通常位于会阴或腹股沟,而非臀间裂,因此一般很容易鉴别。

（7）全身性感染。在免疫功能受损等少数情况下,全身性感染可累及臀间裂区域并类似于藏毛窦,如结核病、梅毒及放线菌病。

10.5　治　疗

10.5.1　治疗原则

藏毛窦的处理方法很多,具体取决于病情缓急及病灶范围。

1. 切开引流搔刮术

急性期脓肿发作时,要及时有效地实施切开引流搔刮术。操作:沿后正中线臀中缝肿块最高处做纵行切口,放出脓液;冲洗后,沿切口注入亚甲蓝使脓腔壁染色。艾力钳配合刮匙搔刮脓腔壁,彻底去除脓腔壁染色组织。对于搔刮不彻底的脓腔壁,采用电刀电凝将染色组织分次去除。最后修剪切口周围多余组织,使引流通畅。冲洗止血,加压包扎。

此术式的优势在于操作简单,手术时间短,引流通畅,可以短时间内解除患者痛苦。劣势在于其治愈率较低,复发率高,需再次甚至多次手术治疗,而多次切开引流导致骶尾部脓肿反复发作,瘢痕组织形成,病变范围扩大,窦道数量增多,会使手术根治的难度增加。

2. 藏毛窦切除一期缝合

(1) 中线缝合。藏毛窦切除术是指在骶部包块下方外口注射亚甲蓝,自上而下长圆切口切开皮肤,用电刀完整切除蓝染组织,底部达骶筋膜,下方至尾骨尖,用无菌液体敷料喷洒残腔,用丝线于中线处全层垂直褥式缝合,加压包扎。此术式的优势在于操作简便,对于部分患者疗效满意。劣势在于术后伤口易裂开,复发率较高,如果存在活动性感染和急性脓肿,行藏毛窦切除术反而会降低伤口愈合率。此术式有一定的临床应用价值,但还需视情况慎重选用。

(2) 偏中线缝合技术。偏中线缝合技术是目前临床治疗藏毛窦主流的手术方式,包括 Limberg 皮瓣技术、Karydakis 皮瓣技术、Bascom 臀沟抬高技术、"Z"形皮瓣技术、"V-Y"皮瓣技术以及这些技术的改良术式。此类手术的关键点在于合理设计皮瓣大小,避免皮瓣牵拉、张力过大引起臀中线移位,造成患者术后行走姿势改变。所有皮瓣技术的复发率受到手术操作、术式选择、患者病情等因素影响,因此复发率差异较大。在上述众多方法中,目前尚无证据提示某一种皮瓣转移技术较其他具有明显优越性,但 Limberg 皮瓣推移术和 Karydakis 皮瓣推移术的推荐较为广泛。偏中线缝合技术疗效确切、并发症发生率低、复发率低,但有操作难度大、损伤大、住院时间较长和恢复正常工作学习时间长的缺点。

① Limberg 皮瓣技术。改良 Limberg 皮瓣转移成形术根据病变位置及大小确定菱形切除范围,底部需偏离臀沟中线 2 cm,将骶尾部全部病灶和中线处皮肤小凹等病变范围全部切除,只需将病灶整块切除,切除深度为骶骨筋膜,不需要达到骨膜。将设置好的皮瓣提起和旋转,覆盖在皮肤缺损处,然后逐层缝合伤口,在皮瓣下放置负压引流管并用弹力腹带包扎伤口。皮瓣设计:在菱形区域右侧角做水平菱形边等长切口,以所做水平切口远点作一夹角为60°等菱形边斜切口。改良 Limberg 皮瓣转移成形术将手术切口向非供血区移动,选取的皮瓣离病变位置较近,保证皮瓣的血供,有利于减少皮瓣的坏死率。且皮瓣结构合理,又通过皮下组织间断缝合,减少了缝合张力,降低了术后并发症的发生率。此术式的优势在于疗效确切,伤口一期愈合率高,伤口愈合和住院时间短,疼痛较轻,并发症发生率低,复发率较低。劣势在于此术式损伤较大,手术方式复杂不易掌握,如果皮瓣设计不合理,术后容易导致切口裂开及皮瓣坏死,临床疗效因术者而异,有一定的临床应用价值。Limberg 皮瓣转移成形术可配合封闭式负压引流术。行 Limberg 皮瓣转移成形术,缝合伤口后,采用真空负压封闭引流,依据创面大小裁剪适宜形状的辅料,腔隙内及创面均需覆盖,再用透明贴

膜进行密封,接负压装置,负压调至100～300 mmHg。观察薄膜下无积液,海绵块塌陷,则负压有效。真空负压封闭引流在Limberg皮瓣转移成形术中应用可减轻患者术后疼痛,促进愈合。

② Karydakis皮瓣技术。改良Karydakis皮瓣成形术斜形完整切除病灶病变组织,仔细清理,移动皮瓣至对侧、侧方缝合。根据患者患处位置,在偏离臀沟中线2～3 cm处取椭圆形切口,切除范围包括骶尾部全部病灶及皮肤小凹,操作过程中无需切除正常组织,深度需深至骨膜,冲洗后放置引流管,缝合切口。因其对病灶切除更彻底,可有效降低复发率,提升疾病治疗远期疗效。同时,该术式在病灶周围取椭圆形切口,可有效缩小创口面积,并在游离皮瓣时只需覆盖创面即可,有利于减少手术出血量,并缩短创口愈合时间。劣势在于术后患者疼痛较为剧烈。

③ Bascom臀沟抬高技术。Bascom臀沟抬高术是一种侵入性较小的技术。先将两侧臀部向中线挤压,标记出两侧皮肤接触缘。用宽胶布将双臀向外侧牵拉,完全暴露病灶及臀沟,确定病灶范围后行椭圆形切口切除病变皮肤及窦道,切口底角偏离臀中1～2 cm。然后沿皮下0.5～0.7 cm脂肪层游离健康侧皮瓣至可以无张力缝合,一般不游离超过术前标记线。间断缝合脂肪层,消灭无效腔,抬高臀沟,皮下放置引流管。Bascom臀沟抬高术优势在于创伤小,愈合快,操作相对简单,易于掌握,术后瘢痕较小,且术后并发症较少,主要为切口裂开或皮下积液,在早期发现之后将创面适当敞开换药,切口一般都能自行愈合。此术式的劣势在于不适用于骶尾部病灶范围较大的患者,因为臀沟抬高术后可能会影响臀部美观,对患者的心理产生不利影响。术后需密切关注是否出现皮下积血,以防止因发现及处理不及时导致的伤口情况进一步恶化。Bascom臀沟抬高术适用于初诊或病变范围较小的复发性藏毛窦。

④ 其他皮瓣技术。例如"V-Y"皮瓣技术和"Z"形皮瓣技术对于治疗藏毛窦有一定疗效。采用"V-Y"皮瓣技术操作:术前先标记好病灶切除范围及"V"形皮瓣位置,椭圆形切除病灶区域,游离皮瓣,将皮瓣向中线推进,间断无张力缝合推进皮瓣的边缘,消除了病灶切除留下的缺损区域,最后将皮瓣关闭为"Y"形。此术式的优势在于愈合完全,手术后并发症及复发率低,住院时间和恢复工作的时间短。适用于病变相对局限的藏毛窦患者,虽有一定的并发症,但只要操作规范,疗效也比较满意。为减小伤口张力,避免伤口裂开,行"Z"形皮瓣技术,即切除窦道壁表面部分和皮肤,创缘皮肤与窦道残腔做间断缝合。"Z"形皮瓣技术疗效不满意且总体伤口并发症及复发率要高于其他皮瓣技术。

3.藏毛窦切除开放二期愈合

（1）单纯藏毛窦切除术。单纯藏毛窦切除术是指彻底切除病灶后开放创面,等待伤口由肉芽组织从底部生长自行填充。以亚甲蓝染色病变组织,沿着脊柱的方向以梭形将窦道和脓腔切开,避免损伤骨膜,清除后止血,冲洗,加压包扎。此术式的优势在于操作简便,疗效满意,一次性手术避免撤管拆线等二次操作引起患者不适,术后疼痛较轻,感染率和复发率低。劣势在于创面较缝合伤口大,术后易出血,愈合时间较长,长期换药的痛苦和愈合后瘢痕明显。目前该术式在慢性藏毛窦中采用较少。单纯藏毛窦切除术可配合术后换药。劣势在于愈合后骶尾部切口形成瘢痕组织,部分患者存在不适感。单纯藏毛窦切除术可配合植皮术。操作:探查窦道,沿着窦道逐渐将其完全切开,完全敞开腔道,然后将腐败坏死组织清除干净,注意不要损伤骶骨筋膜。在术区使用刀片取刀厚至薄中厚皮片,大小0.8 cm×0.8 cm(共4块),将其与创面贴合,包扎加压覆盖。此术式将毛发以及中线小凹切除,彻底清除了原发病灶,将创面敞开,保持引流通畅,所移植的皮瓣具有自我分化功能。

（2）切除袋形缝合术。切除袋形缝合术适用于骶尾部藏毛窦无急性感染的患者。先用探针探查窦道,从破溃口注入亚甲蓝染色,从破溃口沿后正中臀中缝纵行切开皮肤、皮下组织至染色窦道,彻底去除染色的窦道组织,避免损伤骶尾韧带。修剪切口两侧明显的瘢痕组织,将切口分别向上下延长0.5～1.0 cm,使切口平坦,引流通畅。适当游离切口两侧皮下组织后,将创面底部骶骨筋膜与皮下组织、皮肤边缘连续缝合,使切口横向呈"V"形,纵向呈梭形。此术式是在窦道彻底切除的基础上,横向缩窄了手术切口,纵向降低了切口深度,缩短愈合时间。同时袋形缝合后切口处于半开放的状态,具有切开引流术的优点,减少了并发症。

参 考 文 献

［1］ Hull T L, Wu J. Pilonidal Disease[J]. Surg Clin North Am,2002,82(6):1169-1185.

［2］ Sondenaa K, Andersen E, Nesvik I, et al. Patient Characteristics and Symptoms in Chronic Pilonidal Sinus Disease[J]. Int J Colorectal Dis, 1995,10(1):39-42.

［3］ Karydakis G E. Easy and Successful Treatment of Pilonidal Sinus after Explanation of Its Causative Process[J]. Aust N Z J Surg,1992,62(5):385-389. Doi: 10. 1111/j. 1445-2197.1992. tb07208. x. PMID:1575660.

［4］ Bascom J. Pilonidal Disease：Origin from Follicles of Hairs and Results of Follicle Removal as Treatment［J］. Surgery，1980，87（5）：567-572.

［5］ Da Silva J H. Pilonidal Cyst：Cause and Treatment［J］. Dis Colon Rectum，2000，43（8）：1146-1156.

［6］ De Bree E，Zoetmulder F A，Christodoulakis M，et al. Treatment of Malignancy Arising in Pilonidal Disease［J］. Ann Surg Oncol，2001，8（1）：60-64.

［7］ Arda I S，Güney L H，Sevmis S，et al. High Body Mass Index as a Possible Risk Factor for Pilonidal Sinus Disease in Adolescents［J］. World J Surg，2005，29（4）：469-471.

［8］ Surrell J A. Pilonidal Disease［J］. Surg Clin North Am，1994，74（6）：1309-1315.

［9］ Malek M M，Emanuel P O，Divino C M. Malignant Degeneration of Pilonidal Disease in an Immunosuppressed Patient：Report of a Case and Review of the Literature［J］. Dis Colon Rectum，2007，50（9）：1475-1477.

［10］ Nelson J M，Billingham R P. Pilonidal Disease and Hidradenitis Suppurativa［M］// Wolf B G，Fleshman J W，Beck D E，et al. The ASCRS Textbook of Colon and Rectal Surgery. New York：Springer，2007：228-235.

［11］ Steele S R，Hull T L，Read T E，et al. The ASCRS Textbook of Colon and Rectal Surgery［M］. 3rd ed. New York：Springer，2016.

［12］ Youssef A T. The Value of Superfcial Parts and Endoanal Ultrasonography in Evaluating Pilonidal Disease and Exclusion of Perianal Sepsis［J］. J Ultrasound，2015，18（3）：237-243.

［13］ Iesalnieks I，Ommer A，Petersen S，et al. German National Guideline on the Management of Pilonidal Disease［J］. Langenbecks Arch Surg，2016，401（5）：599-609.

［14］ 陈富军，昝朝元，李刚，等. 两种手术方法治疗骶尾部藏毛窦43例的临床分析［J］. 中国中西医结合外科杂志，2020（2）：333-337.

［15］ 邵林林. 骶尾部藏毛窦切除术29例诊疗体会［J］. 中国肛肠病杂志，2022，42（4）：3.

［16］ 杜涛，张振宇，冷株赟，等. 美国结直肠外科医师协会2019版藏毛窦诊治临床实践指南［J］. 结直肠肛门外科，2019，25（4）：363-374.

［17］ 陈文平，马巧玲，林婉林，等. 菱形皮瓣转移治疗藏毛窦临床研究［J/CD］. 中华结直肠疾病电子杂志，2018（2）：185-189.

［18］ Kallis M P，Maloney C，Lipskar A M. Management of Pilonidal Disease［J］. Curr Opin Pediatr，2018，30（3）：411-416.

［19］ 鲜振宇，邹齐，胡邦，等. 骶尾部藏毛窦Bascom臀沟抬高术要点解析［J］. 结直肠肛门外科，2022，28（1）：56-58.

［20］ 叶宇飞，徐慧岩，曹科，等. 切口开放术联合康复新液外敷治疗急性骶尾部藏毛窦脓肿的疗效观察［J］. 中华中医药杂志，2018（8）：3732-3734.

第11章　肛肠疾病日间手术及质量控制

11.1　定　　义

国际日间手术协会(International Association for Ambulatory Surgery, IAAS)对日间手术的定义为:病人在入院前完成术前检查,预约手术时间,当日住院、当日手术、短期观察出院的一种手术模式。不包括诊所或门诊进行的手术。随着微创外科的进步及围手术期管理理念的转变,当前日间手术在欧美国家择期手术占比已超过80%。根据日间手术在我国发展现状,中国日间手术合作联盟(China Ambulatory Surgery Alliance, CASA)对此定义为:"日间手术是指患者在一日(24小时)内入、出院完成的手术或操作,日间手术是对患者有计划进行手术和操作,不含门诊手术。"日间手术不仅缩短住院时间,降低住院费用,提高患者满意度,更提高医疗资源利用率、降低就医成本。2021年6月发布的《国务院办公厅关于推动公立医院高质量发展的意见及解读》(国办发〔2021〕18号)指出:推进医疗服务模式创新,推广多学科诊疗模式,大力推行日间手术,提高日间手术占择期手术的比例,要求三级公立医院日间手术占比不低于20%。美国结直肠外科医师协会针对肛肠疾病的日间手术已制定相关指南。在此环境下,安徽省全科医师协会肛肠外科分会组织肛肠外科、麻醉科和日间手术管理等相关领域的专家,结合国内相关领域的文献及我省内实际情况,讨论制定了本指南,为安徽省肛肠疾病日间手术标准化、规范化开展和管理提供依据。

11.2　肛肠疾病日间手术流程

肛肠疾病日间手术流程如图11.1所示。

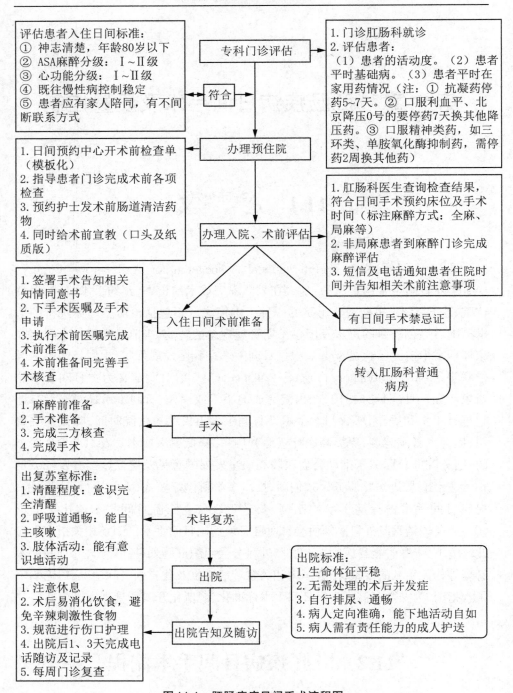

评估患者入住日间标准：
① 神志清楚，年龄80岁以下
② ASA麻醉分级：Ⅰ～Ⅱ级
③ 心功能分级：Ⅰ～Ⅱ级
④ 既往慢性病控制稳定
⑤ 患者应有家人陪同，有不间断联系方式

专科门诊评估

符合

1. 门诊肛肠科就诊
2. 评估患者：
（1）患者的活动度。（2）患者平时基础病。（3）患者平时在家用药情况（注：① 抗凝药停药5~7天。② 口服利血平、北京降压0号的要停药7天换其他降压药。③ 口服精神类药，如三环类、单胺氧化酶抑制药，需停药2周换其他药）

办理预住院

1. 日间预约中心开术前检查单（模板化）
2. 指导患者门诊完成术前各项检查
3. 预约护士发术前肠道清洁药物
4. 同时给术前宣教（口头及纸质版）

办理入院、术前评估

1. 肛肠科医生查询检查结果，符合日间手术预约床位及手术时间（标注麻醉方式：全麻、局麻等）
2. 非局麻患者到麻醉门诊完成麻醉评估
3. 短信及电话通知患者住院时间并告知相关术前注意事项

1. 签署手术告知相关知情同意书
2. 下手术医嘱及手术申请
3. 执行术前医嘱完成术前准备
4. 术前准备间完善手术核查

入住日间术前准备

有日间手术禁忌证

转入肛肠科普通病房

1. 麻醉前准备
2. 手术准备
3. 完成三方核查
4. 完成手术

手术

出复苏室标准：
1. 清醒程度：意识完全清醒
2. 呼吸道通畅：能自主咳嗽
3. 肢体活动：能有意识地活动

术毕复苏

出院

出院标准：
1. 生命体征平稳
2. 无需处理的术后并发症
3. 自行排尿、通畅
4. 病人定向准确，能下地活动自如
5. 病人需有责任能力的成人护送

1. 注意休息
2. 术后易消化饮食，避免辛辣刺激性食物
3. 规范进行伤口护理
4. 出院后1、3天完成电话随访及记录
5. 每周门诊复查

出院告知及随访

图11.1 肛肠疾病日间手术流程图

11.3　日间手术的管理模式

当前国内开展日间手术有3种管理模式:① 集中收治,集中管理(集中式);② 分散收治,分散管理(分散式);③ 分散收治,集中管理(综合式)。

集中式管理模式是设立独立的日间手术中心,中心拥有自己的日间手术病房、日间手术室及日间预约随访室。医务处直属下日间中心主任、医生团队、护士长、护士团队及医辅人员,收治需手术的患者。

分散式管理模式是指医院部分专科病房也会单独留出固定的日间手术病床用于收治专科的日间手术患者,日间手术患者由各科室统一管理。

综合式管理模式是由日间手术中心为各个临床科室集中预约和随访日间手术患者,患者在住院部专科住院,手术在日间手术室或住院手术室完成。

根据不同的管理模式,医疗机构应成立专门的日间手术管理机构,包括医务处、护理部、日间手术中心或病房日间管理小组、外科、麻醉科、信息中心、医院感染控制、门诊、检验、病理、医疗保险、药房等专业在内的专业化工作团队,明确各自职责,做好日间手术管理工作。医疗机构可以根据科室设置及职能划分,确定日间手术管理的主要负责部门和负责人。鉴于肛肠疾病术后换药或处理的特殊性,建议肛肠疾病的日间手术根据医疗机构的日间手术开展情况,在选择不同的管理模式下,建立术后由主诊医师参加的随访专业小组的方式开展日间手术。

11.4　日间手术准入原则

11.4.1　患者准入

选择患者时除了要满足手术适应证外,还需考虑手术的禁忌证,如凝血功能障碍、有无合并严重基础疾病、有无血便量多、黑便、依从性差或精神障碍者、美国麻醉医师协会(American Society of Anesthesiologists)ASA>Ⅲ级,同时还要符合日间手术运行流程的要求。对于麻醉评估ASA Ⅲ级以上患者,在专科随访情况下,监测全身状况稳定3月以上者,可行日间手术,但应视术后恢复情况,适当延迟出院。

11.4.2　手术医师准入

开展日间手术的医师必须经过机构审批、授权并具有相应等级手术(推荐主治医师及以上资质),能熟练掌握肛肠外科相应技术,且经验丰富(如麻醉相关专业知识了解、实时术中彩超等技能),良好的医患沟通能力可以提高患者的依从、减少医疗纠纷,遵守日间手术中心各项管理制度。建议医师准入应明确到具体的病种。

11.4.3　手术准入

即病种、手术方式选择。日间手术尽可能选择对机体生理功能干扰小、手术风险相对较低、预计出血量少、并发症少、术后24 h出院的病种。本质控着重阐述肛肠疾病日间手术模式,如痔、低位肛瘘、低位肛周脓肿、直肠黏膜脱垂、肛裂、肛乳头瘤。

11.5　术前准备

11.5.1　预住院流程

专科就诊,符合日间手术,开预住院证,预约中心医生根据肛肠科术前检查模板开术前检查医嘱:如血常规、凝血象、生化全套、免疫组合、心电图、胸片/CT、大小便常规等。

11.5.2　术前检查

办理预住院后,完成术前常规检查。门诊首诊医生完成直肠指检,发现可能存在的直肠病变,其他检查可根据患者基础病酌情检查,如必要时行肛管直肠压力测定、肛周或直肠超声或盆腔CT、纤维肠镜检查、盆腔MRI检查、肛管增强 MRI。以保障医疗安全,避免医疗纠纷的发生。

11.5.3 术前宣教

针对不同病人,采用口头宣教、卡片、视频、宣传栏等形式重点介绍麻醉、手术及术后处理等围手术期诊疗过程,缓解其焦虑、紧张及恐惧情绪,减少应激反应,使患者知晓自己在日间手术计划中发挥的重要作用,获得患者及其家属的理解配合。包括术后早期进食、下床活动等。

11.5.4 术前评估

各项检查已完成,手术医生通过电脑查询检查结果;麻醉医生全面评估患者心肺功能及基础疾病,制定个体麻醉及术后镇痛方案,以最大可能规避围手术期并发症的发生,提高诊疗质量。

11.5.5 术前饮食管理

全麻手术根据加速康复外科理念,缩短手术禁食时间有利于减少患者因饥渴、紧张等产生的应激等不良反应,有助于减少术后胰岛素抵抗,缓解分解代谢,从而缩短住院时间。目前提倡禁饮时间延后至术前 2 h,即 2 h 之前可口服不超过 300 mL 碳水化合物,如清水、糖水、无渣果汁等,含酒精饮品除外;禁食时间延后至术前 6 h,之前可进食淀粉类固体食物,脂肪、肉类食物则需要更长禁食时间。局麻患者术晨可进无胀气的流质饮食。

11.5.6 术前肠道准备

术前机械性肠道准备可增加手术应激,尤其老年人,可能导致脱水及电解质紊乱,因其针对本指南肛肠疾病病种非常规进行机械性肠道准备,建议术前一日使用肠道清洁药物如恒康正清、磷酸钠盐灌肠液等。

11.5.7 术前预镇痛

研究表明,有效的镇痛对日间手术后患者快速康复、顺利出院等至关重要,建议术前30～60 min用吲哚美辛栓、吗啡栓纳肛。

11.5.8　术前预防感染

不推荐日间肛门手术常规预防性使用抗生素。研究证明肛肠疾病手术创面感染率低，与预防性使用抗生素患者术后发生感染率差异无统计学意义。

11.6　手　术　方　案

肛肠疾病日间手术方案的制定，建议由主诊医生和麻醉师主导下的日间手术团队，根据患者的具体情况制定个性化方案，包含手术方式＋麻醉方法＋随访要求等，并根据术中可能出现的情况制定备用手术方案。

11.7　麻　醉　方　式

肛肠疾病手术根据患者手术方式需要和各医院医疗水平和习惯，可以选择监测下麻醉管理(MAC)＋局麻、MAC＋局麻＋神经阻滞、蛛网膜下腔麻醉、硬膜外麻醉/骶管麻醉、气管内麻醉等诸多麻醉方式。日间手术建议采用MAC＋局麻、MAC＋局麻＋神经阻滞。

监测下麻醉管理(monitored anesthesia care，MAC)是指患者接受诊断或治疗过程中的一项特殊麻醉管理方式，需要专业麻醉医师实施，监护、控制患者的生命体征，并根据需要适当给予麻醉药或其他治疗。MAC的主要目的是确保患者手术中的舒适、安全以及手术操作的顺利进行。主要内容包括：积极监测患者的生命体征，对患者已知存在的和潜在的生理紊乱进行评估、处理和调控；用适度镇静镇痛的方法消除患者的焦虑、恐惧等不良感受；在手术需要的情况下，调节镇静深度，以适应临床需要；术后管理直至患者意识完全恢复，疼痛缓解，并处理药物相关副作用等。

静脉麻醉药常选择丙泊酚和舒芬太尼。研究显示，丙泊酚是近年最常用的非巴比妥类静脉麻醉药，脂溶性高，能迅速、广泛地从血液分布至各组织器官中,起效迅速,过程平稳,麻醉效果确切,持续输注无蓄积作用,复苏迅速且完全,停药5~10 min即可清醒。患者清醒后2 h可以下地活动、进食,但避免骑车、开车等。给药初始有时患者可出现轻度兴奋现象,偶有注射痛,注射过快时易产生低血压或暂时性呼吸停止,需辅助通气、加用血管活性药物并减慢给药速度。舒芬太尼是强效阿片类的一种镇痛药物,可在μ受体作用,起效较快,具有脂溶性高、血脑屏障穿透率强、见效时间比芬太尼快的优势。舒芬太尼镇痛效力是芬太尼的5~10倍;等效剂量下,舒芬太尼的镇痛作用持续时间是芬太尼的2倍,且镇静作用强于芬太尼,呼吸抑制效应弱,术中血流动力学稳定,术后苏醒快,术中结束后呼吸恢复快,而镇痛效果仍保留。

麻醉方案选择MAC+局麻、MAC+局麻+神经阻滞,患者围术期无痛、舒适,可以满足肛肠疾病的肌肉松弛度,操作起来也很方便。且术后并发症少,术后可早期下床活动。术后早期下床活动可以促进呼吸、胃肠道、肌肉等多系统器官功能恢复,不仅有效预防肺部感染、下肢深静脉血栓形成等术后并发症,还有利于患者术后尽早进食。

蛛网膜下腔麻醉和硬膜外麻醉/骶管麻醉易出现术后排尿困难、下肢肌力恢复缓慢等缺陷,气管内麻醉术后需要复苏的时间较长,这些麻醉方式虽能满足手术需要,但均会延长术后观察和护理的时间。

根据日间手术的出院标准,患者出院必须生命体征平稳,无不良反应,且经过麻醉和手术医师共同评估、签字确认。因此,肛肠日间手术选择MAC+局麻、MAC+局麻+神经阻滞更具有优势,患者可以尽早下地活动、尽早进食、尽早出院,更符合日间手术/日间病房的理念。

11.8　术后随访

11.8.1　随访时间

患者出院后1天、3天及7天,分别由日间手术中心专职随访护士进行电话随访并指导饮食、活动、伤口换药,同时了解出院后身体恢复及伤口愈合情况,有无明显疼痛、是否便后出血等,指导术后每周门诊复查1次,连续复查4~8周。根据具体随访情况决定具体随访时间,随访过程中需要医疗处理的问题立即通知手术医生致电给予解答;若发现严重术后并发症,如高热、术区出血、严重疼痛等情况,需要为患者提供紧急处置方案。

11.8.2　标准化出院随访内容

(1) 饮食指导:进食清淡易消化、富有营养的食物,避免烟酒、辛辣刺激性食物。

(2) 排便指导:保持大便通畅,注意大便每天一次,软质成形,避免腹泻。

(3) 注意休息:保持充足睡眠,暂勿参加重体力劳动和剧烈运动。

(4) 注意保护伤口:术后创口尚未完全愈合,尽量减少活动,避免创面周围因摩擦而水肿,延长创面愈合时间。不要骑自行车等类似交通工具,避免久坐,以防愈合的创面因长时间摩擦、压迫出血。

(5) 保持肛门会阴部清洁:遵医嘱坐浴、局部创面用药,保持会阴部清洁卫生。

(6) 门诊换药复查的重要性:治疗是基础,换药是关键,如不能遵医嘱定时来院复诊、换药、观察创面愈合情况,极有可能出现肛门狭窄,创面延期愈合,假性愈合,肛门恶性坠胀/不适等无法预料的严重后果。

(7) 术后并发症的观察与指导:

① 术后出血:术后24 h内患者不宜解大便,24 h后保持大便通畅,严格禁止各种屏气和增加腹压动作,避免剧烈运动,饮食进清淡易消化的食物,忌辛辣刺激等食物。首选创面按压1 min,无效及时急诊就诊处置。

② 术后水肿:门诊定期复诊,医生扩肛治疗,能防止术后肛门括约肌痉挛,恢复正常血液淋巴的循环,减轻或避免肛门水肿和肛门疼痛,并使肛管扩大,改善肛门局部血液循环。术后大便后坐浴,能改善局部血液循环,具有消肿止痛的作用,术后换药要仔细,保持创面清洁,引流通畅。如水肿较大,难以消除,必要时修剪。

③ 术后疼痛:中药熏洗常用为清热利湿活血化瘀之药。通过药物热熏,温热刺激,促进血管扩张,加快新陈代谢,改善血液循环,改善局部组织营养,从而缓解平滑肌痉挛,达到镇痛作用。吲哚美辛栓、吗啡栓等药物可以有效减轻疼痛。

④ 肛门狭窄:术后指检能及时发现并处置术后肛门狭窄,既能降低直肠肛管的压力,又能改善血液循环,解除括约肌痉挛,有助于组织修复。如狭窄较重,可选择手术治疗(挂线、纵切横缝等)

⑤ 尿潴留:术后会阴部湿热敷或温水坐浴。必要时导尿。

⑥ 创面感染：术前肠道清洁、术中规范的手术操作、术后规范换药可有效避免感染，不推荐常规应用抗生素预防感染。

11.9　延续护理

因肛肠科手术后患者伤口愈合时间较长，出院后需要继续伤口创面换药护理等，所以出院并不意味着医疗护理服务的结束，可以通过各种渠道将服务延伸到家庭或社区。通过多模式宣教、视频播放、微信交流，给予家庭护理指导、饮食活动等术后康复指导，专职护士随访为术后病人保驾护航，通过随访了解术后恢复情况，给予合理的指导或联系专科医生解答处理。同时做好医院社区的无缝对接，发挥医联体医院或社区作用，对部分有康复需求的患者转入社区医院继续治疗；开通医院社区双向转诊的绿色通道；同时加强社区医护人员的培训，如伤口护理、康复照护，保证日间手术患者医疗质量安全的连续性。

11.10　质量控制

11.10.1　建立日间手术质量检查指标及标准

将爽约率、非计划再次入院率、非计划停刀率、死亡率、转住院率、延迟出院率、随访阳性率/月、日间手术占择期手术比例等指标，作为日间手术医疗及护理质量的考核指标，并制定相应的检查标准。

11.10.2　日间手术护理质量监控

科室成立质控小组，对照日间手术护理质量评价标准，通过护士自查自纠、相互督促，质量控制小组定期检查考核等形式监控，确保手术操作程序执行到位。护士长和质控护士每天不定时检查，发现问题及时指出并整改，对发生频率高或共性问题发科室微信群，提醒全科人员注意避免；质量控制小组每月抽查手术过程中存在的问题并对相关问题进行汇总分析，提出整改措施，以达到持续质量改进。护理部每季度检查,检查结果作为科室护理质量评比及绩效考核依据。

参 考 文 献

[1] 杨晓宇,王健,孟彦,等.中国日间手术在探索中前行[J].中国卫生经济,2020,39(4):19-22.

[2] Fox J P, Vashi A A, Ross J S, et al. Hospital-Based. Acute Care afer Ambulatory Surgery Center Discharge [J]. Surgery, 2014, 155(5) : 743-753. Doi: 10. 1016/j. surg. 2013.12. 008.

[3] Place R, Hyman N, Simmang C, et al. Practice Parameters for Ambulatory Anorectal Surgery[J]. Dis Colon Rectum,2003,46(5):573-576. Doi:10. 1007/s10350-004-6610-5.

[4] International Association for Ambulatory Surgery. 日间手术册[M]. 中国日间手术联盟,译. 北京:人民卫生出版社,2015.

[5] 中华医学会麻醉学分会. 日间手术麻醉专家共识[J].临床麻醉学杂志,2016,32(10):1017-1022.

[6] Friedman Z, Chung F, Wong D T, et al. Ambulatory Surgery Adult Patient Selection Criteria: a Survey of Canadian Aneshtesiolojists[J]. Can J Anaesth,2004,52(5):437-443.

[7] 马洪升. 日间手术[M]. 北京:人民卫生出版社,2016.

[8] Khan K I, Akmal M, Waqas A, et al. Role of Prophylactic Antibiotics in Milligan Morgan Hemorrhoidectomy: a Randomized Control Trial[J]. Int J surg, 2014,12(8):868-817.

[9] Patel S A , Kucejko R J, Fazendin E A, et al. Are Prophylactic Antibiotic Agents Indicated in Anorectal Surgery for Patients with Human Immunodeficiency Virus[J]. Surg Infect(Larchmt),2017,18(8):924-928.

[10] 费立升,孟贤芳,秦朝阳,复方亚甲蓝注射加部分内括约肌切断术治疗混合痔术后疼痛[J]. 中国肛肠病杂志,2004,24(6):24-25.

[11] 林莉,莫洋,石峰华,等. 日间手术出院后并发症分析[J]. 中国现代医学杂志, 2016,26(17):90-93.

[12] 李进燕,袁雪莉,王琦,等. 以预住院模式优化日间手术流程[J]. 中国卫生质量管理,2020,27(5):37-39.

第12章 术后反应与并发症的处理

手术作为肛肠疾病的一种治疗方法,在所有疗法中占有重要地位。然而,任何手术都会给患者带来一定的损伤,且由于患者的体质各异,病情有轻重缓急之分,手术也有大小不同的差别,因此,一些患者术后常会出现某些反应和并发症。这些反应和并发症,有的为各种手术都可能出现的,如疼痛、出血、切口感染等,均可给患者造成不同程度的痛苦,但对生命的威胁相对较小。然而还有一些并非所有术后都出现的严重反应和并发症,如休克等。因此,了解手术反应和并发症并掌握其处理是十分重要的。现就肛肠疾病术后一些主要的反应与并发症及其处理叙述如下。

12.1 疼 痛

疼痛(pain)是肛肠疾病术后的主要反应之一,其疼痛的程度往往与手术部位和创伤的大小有关。大肠手术一般在术后48 h内肠蠕动不规则,患者除感到切口疼痛外还可感到腹内疼痛,有时为窜痛,属内脏神经痛。当蠕动的肠段影响到切口时,则疼痛可加重。肛门直肠疾病由于解剖等一些因素的影响,往往在术后出现较剧烈的疼痛,而且持续时间较长。因此,本节着重论述肛门直肠病术后疼痛及其处理,具体流程如图12.1所示。

12.1.1 原因

1. 解剖因素

齿线以下的肛管组织由脊神经支配,感觉十分敏锐,受到手术刺激后可产生剧烈疼痛,甚至可引起肛门括约肌的痉挛,导致肛门局部血液循环受阻,引起局部缺血而使疼痛加重。

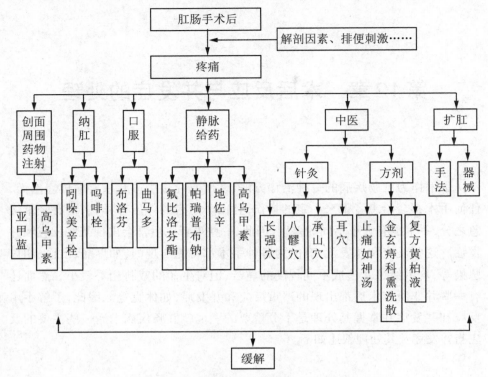

图12.1　肛肠术后疼痛诊疗流程图

2. 排便刺激

肛肠术后创面以开放性为主,神经断端外露,加上患者的恐惧心理和手术刺激,使肛管经常处于收缩状态,因而排便时的刺激可引发撕裂性的剧痛。此种疼痛又可加剧患者的恐惧心理,可使肛门括约肌在排便后长时间的处于收缩状态,压迫开放性创面的外露神经,而致排便后的疼痛加剧。

3. 其他反应或并发症影响

术后炎性水肿、粪便化学刺激、不当的换药操作、体位变换等。

总之,术后疼痛的因素除与肛门区感觉敏锐等上述因素有直接关系外,患者的精神状况、耐受程度、术中麻醉方式的适当与否、病变范围大小、损伤的轻重等均有一定的影响。

12.1.2　症状体征

肛门直肠病术后疼痛的程度轻重不一。轻者仅觉局部微痛不适,对全身无明显影响,重者坐卧不安、呻吟、大汗,影响饮食和睡眠。其性质有胀痛、灼痛、坠痛、刺痛或跳痛等,可为持续性或间歇性。尤以排便时疼痛最明显。

12.1.3　治疗

1. 药物治疗

（1）局部应用长效止痛剂:此方法主要适用于肛门直肠病的术后止痛。可于手术结束前在局部切口周围注射亚甲蓝长效止痛注射液、高乌甲素等长效止痛药物。此法特点是一次用药后发挥效用时间长,避免了反复用药,且操作简便。亚甲蓝注射液的使用属于超说明书用药,需要医疗机构的授权、许可下使用。

（2）应用镇痛药物:术后可根据疼痛的轻重缓急酌情给予镇痛药物。一般口服布洛芬等;肛内纳入吲哚美锌栓、吗啡栓等;疼痛较重时静滴氟比洛芬酯等;也可选择镇痛泵的应用。

（3）中药镇痛:凡病变范围广泛,损伤较重或伴有炎性肿胀等现象者,可采用中药镇痛,特别对术后肛缘肿胀所致疼痛效果尤佳。可用清热解毒、活血化瘀、消肿止痛之剂,如止痛用神汤等内服或复方荆芥洗药、金玄痔科熏洗散等煎汤熏洗、坐浴;亦可外敷马应龙麝香痔疮膏/栓、肛泰软膏/栓、普济痔疮栓等。

2. 针刺镇痛

针刺时应注意手法的运用,一般用强刺激法,至疼痛减轻或消失时再予留针 10～15 min。取穴:承山、气衡、长强、八髎等。亦可应用耳针,在耳郭上找出反应点,用毫针刺激后再埋皮内针固定,平时可随时按压埋针处,以减轻疼痛。亦可以 0.5%～1% 普鲁卡因 10～20 mL 行长强或承山穴封闭止痛。

3. 磁疗

一般以磁感应强度为 0.1～0.15 T 的磁片或磁铁置于腰俞穴,胶布固定。如患者无头晕、恶心、呕吐等不良反应可置放数日。置磁铁后一般约 5 min 疼痛即渐缓解,如所用磁铁磁感应强度较大,则镇痛效果颇为显著。此外亦可用电磁铁等相关设备止痛。

4. 激光等照射

可用氦氖激光等照射长强、承山、足三里等穴。

5. 注意创面处理

术后避免大便干燥,以减轻排便对创口的刺激。每次大便后及时坐浴熏洗,换药时动作轻柔,操作细心,保持创口引流通畅。

12.1.4 预防

术后疼痛除采用上述方法处理外,其预防亦较重要,可注意以下几点:① 术前作好患者的思想工作,使其消除顾虑,坚定信心,与医护人员密切配合。② 术后针对病情及患者的体质,选择适当的麻醉方法,严格无菌操作,手术操作细心,动作轻柔,尽量减少刺激和损伤。

12.2 坠 胀

肛门直肠疾病术后因机械或炎症等刺激,患者自觉肛门下坠不适,或有胀满感,称为坠胀(straining of anorectum),亦为常见反应。

12.2.1 原因

(1) 手术刺激:内痔、直肠脱垂、高位肛瘘等因手术刺激术后可出现肛门坠胀。

(2) 换药刺激:肛门直肠病术后换药,因操作和填塞纱条等异物的刺激而引起坠胀。

(3) 炎症刺激:术后创面局部发生充血水肿,因炎症刺激而致坠胀。内痔脱垂嵌顿亦可引起。

12.2.2 症状体征

患者自觉肛门部下坠不适,或有胀满感,因下坠往往引起便意而使排便次数增多,有时则欲便不解,或有里急后重感。重者频频登厕,便后胀坠依然,十分痛苦。

12.2.3 治疗

(1) 除去刺激因素:坠胀为直肠刺激症状,当刺激因素被除去后,会逐渐缓解乃至消失。如手术刺激者,术后几日可缓解;如因炎症刺激者,经全身或局部治疗后亦可缓解;若为痔结扎治疗,有时须待痔核脱落后坠胀方可缓解。

(2) 药物治疗:对坠胀感较重者可辨证服用中药。给予清热利湿、活血消肿之剂,如秦艽苍术丸或止痛如神汤内服。可同时配合中药金玄痔科熏洗剂、复方荆芥洗药、复方黄柏涂剂等熏洗坐浴。肛内应用肛泰软膏/栓、马应龙麝香痔疮膏/栓、普济痔疮栓等,有利于坠胀的缓解。

(3) 卧床休息:姿势和活动对坠胀有一定影响。一般站立或蹲位时间较长时可加重坠胀感。如坠胀重时可卧床休息,避免过多活动。

(4) 物理疗法:激光、磁疗、热敷等均可促进局部血液循环,对缓解坠胀感有一定作用。

(5) 针刺疗法:其收效虽不如镇痛明显,但如与其他疗法结合运用,亦可收到一定的疗效。

此外应注意,如将肛肠术后因坠胀所致便频疑为肠炎等并取大便送检,则实属错误。如大便检出红、白细胞或脓细胞,亦非肠道另有炎变,而为痔瘘创口的影响。故此时粪检无实际意义。

12.3　排尿障碍

大肠肛门病术后,尤其是肛门直肠病术后,发生排尿障碍(urinary disturbance)是临床较为常见的并发症。多发于术后当日,亦有持续几日者。肛肠术后排尿障碍诊疗流程如图12.2所示。

12.3.1　原因

(1) 麻醉影响:腰麻或局麻效果不充分时,可引起排尿障碍。腰麻后排尿反射可受到抑制;由于肛门和尿道括约肌受骶2~4神经支配,当局麻不完全时,可引起盆底肌痉挛,反射性引起排尿障碍。

(2) 手术刺激:手术操作粗暴,局部损伤过重,可引起盆底肌痉挛,产生排尿障碍。

(3) 疼痛等因素:术后肛门疼痛是排尿障碍的主要因素之一,疼痛严重时更易发生。术后肛管内填塞纱布等过多过紧,亦可引起排尿障碍。

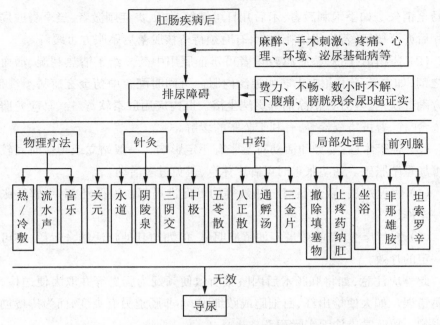

图12.2　肛肠术后排尿障碍诊疗流程图

（4）心理因素：患者因恐惧手术而思想过度紧张，反射性引起排尿障碍。

（5）环境因素：个别患者不适应环境变化，如不习惯卧床排尿等。

（6）其他疾患因素：患者如有前列腺肥大、尿道狭窄或年老体弱，膀胱收缩无力等，可引起排尿障碍。

12.3.2　症状体征

其症状轻者仅为小便费力，排出不畅或呈点滴状；重者数小时内不能排出，发生一时性尿潴留，而致膀胱过度充盈、膨隆，引起下腹疼痛，十分痛苦。亦有尿痛者，有时牵及下腹部。此外，部分患者术后虽数小时未能排尿，但检查膀胱并不充盈，此种情况并非排尿障碍，乃膀胱尿量尚少，待时常可自行排出。

12.3.3　治疗

排尿障碍特别是发生尿潴留时，给患者造成较大痛苦，应及时处理。其措施有以下几方面：

（1）热敷或冷敷：小便不能排出可于下腹置热水袋，半小时左右即可试解。

如仍不能排出,可继续热敷,或换用冷敷,亦可先冷敷,无效时再热敷。通过寒温刺激,即可引起排尿。但冷敷冬季不宜使用。

(2) 针刺治疗:方法简单,收效满意,但要注意手法的运用。可取关元、水道、阴陵泉、三阴交等穴,亦可同时配阿是穴。

(3) 推拿按摩:可于两大腿内侧自下而上,反复按摩数次至尿意迫切时为止。亦可指压中极穴2~5 min。

(4) 前列腺增生应用非那雄胺,非那雄胺是一种5α-还原酶抑制剂,可通过抑制5α-还原酶,可有效降低血中及前列腺内的双氢睾酮浓度,缩小前列腺体积,加速尿流速率。坦索罗辛属肾上腺α1受体亚型α1A的阻断剂,对尿道、膀胱颈及前列腺平滑肌具有高选择性阻断作用,可改善前列腺增生症状。

(5) 中药治疗:辨证使用中药五苓散、八正散、通孵汤等,既可对短暂排尿障碍有效,又适用于持续几日排尿不畅者。

(6) 如无出血顾虑,可取出肛内填塞物;必要时术后当日即可熏洗坐浴肛门。亦可用诱导法,如使其听流水声等。

(7) 导尿:凡采用上述措施后仍无效者,经检查膀胱充盈较重,痛苦较甚,且持续几小时不能排尿者,可行导尿。导尿时应严格无菌操作,避免继发感染。

12.3.4　预防

(1) 术前解除患者的恐惧心理,使其精神放松,术后安定患者情绪。增强其排尿的信心。对伴有前列腺肥大或尿道狭窄的患者,术前应作相应的治疗。

(2) 选择有效的麻醉方法,使患者肛门括约肌充分松弛。手术操作时轻柔细致,减少损伤。手术结束前,可于肛门局部注射长效止痛剂,以减轻术后疼痛。肛管直肠内填塞物不宜过多过紧。

12.4　出　　血

肛门直肠病手术后大出血(postoperative bleeding of anorectal diseases),如痔术后大出血等。其诊疗流程如图12.3所示。

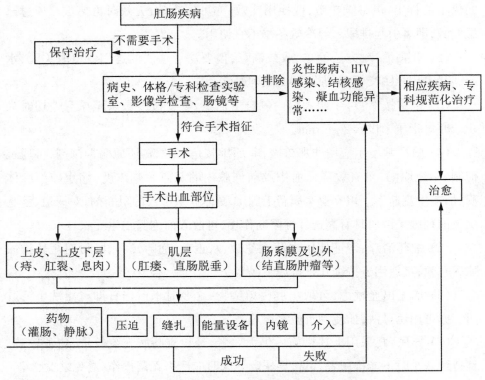

图12.3　肛肠术后出血诊疗流程图

12.4.1　原因

肛门直肠病术后出血的原因较多,分全身因素和局部因素。

1. 全身因素

(1)凝血功能障碍:纤维蛋白原减少,凝血因子减少,血友病、凝血因子缺乏等。

(2)维生素K缺乏症:维生素K是凝血酶原和凝血因子Ⅶ、Ⅸ、Ⅹ合成时所需要的物质。

(3)口服抗凝、抗血小板药物:在相关科室指导下暂停或桥接。

(4)肝病:肝硬化、肝癌等。

(5)高血压、动脉硬化、门脉高压症、免疫性疾病造成出凝血机制障碍等。

全身因素要求医生详细询问既往史,术前完善并仔细审阅检查检验结果,严格把握手术适应证。

2. 局部因素

（1）手术操作处理不当：

① 混合痔外剥内扎时，结扎线不牢固或痔体残端保留过少，术后活动过度、排便频繁等，造成结扎线松动脱落而致出血。

② 内痔结扎时缝针贯穿过深，伤及肌层血管，当痔核坏死脱落时，深部创面的动脉闭塞不牢而发生出血。

③ 手术切除范围广，创伤面积大，损伤深部组织，由于术中小血管暂时收缩，出血不明显，未引起重视。

④ 注射坏死剂时，药量或浓度过大，操作方法不正确，如注射过深或过高，腐蚀肌层血管而在痔核脱落时使痔组织等坏死脱落创面发生大出血。

（2）创口损伤感染等：术后痔核坏死脱落及创面修复期间剧烈活动或因大便干燥排便用力过猛，使创面受损可致出血，或术后伤口感染、组织坏死，血栓脱落而致出血，此为继发性大出血的主要原因。另外术后饮酒及食辛辣刺激性食物，可影响创面，增加出血的可能。

12.4.2　症状体征

肛门直肠疾病术后出血，根据时间性质、出血量多少可分为以下几种：

（1）按时间可分即时性和继发性出血。即时性出血发生于术后当日，主要因术中止血不良所致；继发性出血多发于术后半月内，其中继发性大出血是一种严重并发症，目前采用的一些手术方法尚难完全避免。继发性大出血，其出血区多不平坦，创面周边高突，黏膜游离。有时可触得黏膜游离之缝隙。

（2）按出血流向的部位可分向内出血和向外出血。向内出血即血液流入直肠和结肠。因肛门括约肌痉挛和填塞压迫的影响，使肛道阻塞，出血不能或不易流出，故向内流入直肠和结肠腔道。其初始因出血量少，患者无任何感觉。但随着流入血量的逐渐增多，患者感到下腹胀满不适，欲大便或觉肛门灼热。但当不能控制便欲而大便时，肠内积血迅速排出，血液多呈暗褐并有黑色血块。此时因大量积血迅速排除，患者可觉心慌、头晕眼黑、四肢无力，甚至晕倒。其面色苍白、出冷汗、脉搏细弱而数、血压下降。向内出血，初期易于忽略，因出血未能及时制止，常使病情由轻转重，给患者造成严重损失。因此必须特别注意，密切观察病情变化，及时发现及时治疗。向外出血即血液由切口流出，浸染敷料衣物，患者可觉肛门灼热不适，或觉有水外流，呈阵发性或持续性。此类出血易于发现。

（3）按出血量多少可分大量、中量和少量出血。前两者出血量多，病情较重，多为继发性，亦有即时性者，必须及时处理；后者出血量少，可为即时性或继发性，对全身无明显影响。大量急性出血，因出血量多而急，症状体征明显，严重时可出现休克；少量缓慢出血，因出血量少且速度缓慢，除向外出血可及时观察外，一般无明显症状体征。

12.4.3　治疗

术后少量出血可局部压迫、服止血药物或注意观察不予处理。多量出血应详细观察病情，密切监护，注意血压、脉搏等变化，并迅速作好止血准备。

肛肠病术后出血，其处理要点有三：止血，制动，控制饮食。

1. 止血

止血主要采用两种方式，即用止血药物和局部施以合理的止血措施。

（1）应用止血药物：一般常用槐榆清热止血胶囊、氨甲环酸、酚磺乙胺、维生素 K、三七粉、生长抑素、中药煎剂等，其用量多少、给药时间及方式，可视病情而定。

（2）局部施以合理的止血措施：据出血量多少可用不同方法。

① 少量出血：如为渗血，更换敷料后重新压迫包扎，或局部再用止血散、云南白药、血竭粉等止血药物。渗血块时可重新钳夹结扎，如有出血点须钳夹结扎、缝扎。

② 大、中量出血：即时性出血，须缝合出血区创面，或将出血区游离黏膜与黏膜下组织缝合固定。必要时结扎出血创面上部的痔血管。继发性出血，处理较为困难，因多发于痔块枯脱阶段，此期组织脆弱，不易缝合，故以往多用填塞压迫止血法。压迫方法有以下几种：

a. 纱卷压迫：取一中空硬橡皮管，长 8～10 cm，外裹凡士林纱布块，粗细可灵活掌握，如较粗可去掉几层，细时可再加添，一般应略粗些，直径约 5 cm。将纱卷备好后，如凡士林较少可再涂润滑油。取纱卷缓慢放入肛道，为防纱卷滑入直肠上部，在纱卷外端连同橡皮皮管穿一粗丝线，并扎纱布一块即可。

b. 纱布块压迫：取一大纱布块将其缕成条状，亦可外裹一层油纱布，于此粗纱条中央系一粗线，以钳夹持纱布一端缓慢送入直肠，线留肛外，随即伸入手指触摸纱布送入情况并将纱布推至直肠壶腹。牵拉丝线向外，将纱布由壶腹大部拉入肛管，因丝线牵拉，纱布被折成两股，压迫较紧，为防压迫纱布上滑，将牵拉丝线于肛外系于小纱卷上。上述两法为持续压迫,一般压迫3～5天。

c. 气囊压迫:取气囊管放入直肠内,然后充气使其膨隆,即起压迫作用。用气囊压迫法,可视病情间歇压迫,即压迫一定时间将气放掉,待时再充气压迫,此可减轻压迫时的痛苦。采取压迫止血法同时须控制饮食,控制大便,联合应用止血药物,又因局部压迫,可给患者造成不同程度的痛苦。

d. 灌肠法:凝血酶冻干粉等药物灌肠。

e. 出血区上方注药:此法适于继发性大出血。操作方法:常规消毒,腰部麻醉,使肛门括约肌充分松弛。将肠内积血取出,观察出血部位,在出血区上方黏膜下注射硬化剂,可获得满意效果。

f. 出血区动脉阻断:在超声或手指触摸引导下,于出血区或上方动脉缝扎等。

g. 介入治疗。

2. 制动

(1)全身制动:卧床休息,如用压迫止血法,卧床有助于减少出血。大出血待出血停止体力大体恢复后即可下床活动。少量出血可适当休息,经及时处理后无须卧床,便后带血患者活动不必限制。

(2)局部制动:导尿、控制排便以较少盆底肌、肛门括约肌的运动。肠道蠕动亢进可选取抑制肠道蠕动药物,如阿托品、莨菪碱等。

3. 控制饮食

少量出血且及时制止后,一般饮食、大便如常。大、中量出血应禁食,积极肠内外营养,保持水电解质平衡。控制时间一般止血后3～5日。

12.4.4　预防

肛肠病术后出血原因虽多,其预防措施应注意以下几点:

(1)严格把握手术适应证,遵循每种疗法的操作原则;术中止血完善。

(2)术后勿做过度活动;确保大便通畅,避免粪便干燥时损伤。

(3)注意消除炎症。

(4)痔块枯脱期局部避免过热刺激。如熏洗时可用温药水,时间宜短。

(5)抑制肠道蠕动药物。

12.5 肛 门 水 肿

肛门水肿(anal swilling),肛门肿胀不仅坠胀、疼痛,还可使结缔组织增殖,局部高突。其诊疗流程如图12.4所示。

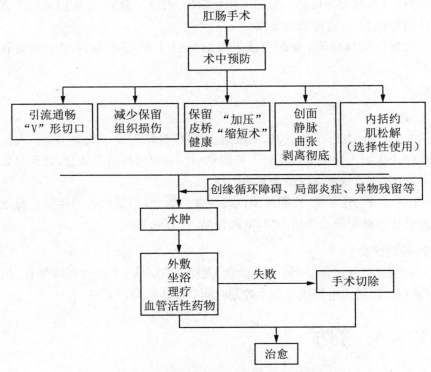

图12.4 肛肠手术肛门水肿诊疗流程图

12.5.1 原因

(1) 创缘循环障碍:由于手术使创缘局部原有的静脉、淋巴循环通路被破坏,或者创面压迫过紧,局部循环受阻,组织液滞留,这是肛肠病术后肛门肿胀发生的首要因素。另外,术后过早地蹲厕大便,或大便干燥,会加剧肿胀发生。

(2) 局部炎症:手术消毒不严,术后引流不畅,创口感染局部炎变,发生肿胀。

（3）异物残留：吻合钉、结扎点、缝扎线。中医认为肛肠病术后局部肿胀是经络阻滞、气血凝聚、湿热下注所致。

12.5.2　防治

（1）肛门部手术，切口应成尖端向外的"V"形，切口边缘整齐，并且宜将"V"形切口尖端向肛缘外延长 0.5～1 cm，以利引流。

（2）手术中应避免钳夹预保留组织，以减少组织损伤。

（3）"V"形切口内的静脉丛要剥离彻底，两个切口之间所留皮桥下的静脉丛也应尽力摘除。术毕加压包扎，使皮桥或创缘与深部组织粘连、融合，以加速建立新的循环通路。对于明显松弛的皮桥，可采用皮桥缩短术，即从中间适当切除一段，而后两断端对齐缝合。

（4）行内痔或混合痔的内痔部分注射、插药、激光切割、冷冻等治疗时，其施术部位应在齿线以上 0.5 cm 及以上，避免齿线区域及以下组织受损。

（5）切断肛门内括约肌，从肛瘘、肛裂手术后肛缘很少发生水肿这一实践经验中，有人发现其原因与这些手术切断了肛门内括约肌、避免了肛管痉挛而产生的局部循环障碍有密切关系。肛肠手术术中发现或预测手术导致肛门狭窄时，可选择性切断肛门内括约肌，对减少术后肿胀及术后疼痛有积极作用。

（6）术后一旦肛缘肿胀发生，可采取以下方法处理：

① 外敷：局部用高渗盐水、硫酸镁纱布外敷。

② 中药熏洗坐浴：用活血化瘀、清热利湿中药等坐浴。

③ 理疗：如以超短波、红外线、频谱治疗仪以及氦氖激光治疗等。

④ 血管活性药物：迈之灵片、地奥司明片、七叶皂苷钠等。

⑤ 手术切除：以上效果不佳，影响创面愈合或生活治疗者。

12.6　晕　　厥

晕厥（syncope）是一种突然发生的大脑组织一过性供血不足所引起的短暂意识丧失。在肛肠手术后，由于各种不良因素的刺激，某些患者可发生晕厥。晕厥虽多为一过性的，常不需特殊处理即可恢复，但因其发生时可导致意外伤害,故仍需积极防治。

12.6.1 原因

1. 血管运动失调性晕厥

（1）血管抑制性晕厥：常因手术刺激所引起的疼痛、恐惧、受惊、情绪紧张等因素诱发,通过反射而产生广泛的周围小血管扩张,血压显著下降,脑部在低血压的影响下出现缺血而发生晕厥。

（2）直立性低血压：常见于久病卧床骤然起立者,或高血压病人使用氯丙嗪、胍乙啶等降压药者;也可见于糖尿病神经病变、脑动脉粥样硬化及慢性营养不良等。

另有特发性直立性低血压,系中枢神经系统原发性疾病,多见于中年以上男性,站立时出现晕厥。

（3）颈动脉窦综合征：见于颈动脉窦过敏,用洋地黄后及颈动脉粥样硬化血栓形成或狭窄时,突然转动颈部或衣领过紧均可诱发。上述第（2）、（3）条因素在行肛肠病手术时易发生晕厥。

（4）排尿性晕厥：多见于男性成人,清晨或半夜一起床及术后排尿时或排尿结束时发生晕厥。

2. 心源性晕厥

（1）心律失常：以急性心源性脑缺血综合征（Adams-Stokes综合征）最为常见。由于心脏停搏、心室纤颤或扑动,或完全性房室传导阻滞伴心室率极慢而引起急性脑缺血所致。突然发作的高度阵发性心动过速与阵发性心房纤颤也可引起。

（2）其他心脏病：如病态窦房结综合征、主动脉瓣狭窄、左房黏液瘤、左房血栓形成、法洛四联症、急性心肌梗死等。其中主动脉瓣狭窄以及法洛四联症等病人常在用力,如大便时发生晕厥。

（3）脑源性晕厥：脑动脉粥样硬化、主动脉弓综合征（多发性大动脉炎、无脉症）等,均可导致晕厥发生。

（4）其他：如低血糖患者,在手术前后因控制饮食或其他原因处于饥饿状态下易发生晕厥。此外,急性失血、重度贫血、极度疲劳、换气过度综合征等也可引起晕厥。

中医将晕厥分为虚实二证。实证者指气盛有余,气逆上冲,血随气升,或气逆挟痰,致使清窍闭塞而生晕厥。虚证者因气血不足,清阳不展,血不上承,精明失养所致。

12.6.2　症状体征

主要症状为猝然意识丧失,面色苍白,冷汗,重者抽搐。心源性晕厥可伴有明显的心率改变。一般晕厥患者心率多较快,但如超过150次以上者应考虑为阵发性心动过速。如晕厥时完全听不到心音者为心室停搏或心室纤颤。出现发绀、呼吸困难,甚至抽搐者,多为急性心功能不全所致。恶心、呕吐,多见于基底动脉供血不足所致的晕厥。如见呼吸增快,幅度加深多见于换气过度综合征。晕厥发生时血压常降低。

12.6.3　治疗

晕厥发作突然,但常能迅速好转,一般可采用以下措施:

(1)晕厥发作时,立即让病人平卧,头低位,脚抬高,松解衣领,密切心电脉搏氧饱和监护、维持水电解质酸碱平衡。

(2)若是大出血的患者,在局部止血处理的同时,应尽快补充血容量。

(3)心脏内科、神经内科、神经外科等相关科室急诊会诊。

(4)如有抽搐,可用开口器或压舌板,包以纱布,置于上下臼齿间,将口撑开,以免咬伤舌头。

(5)针对引起晕厥的病因进行相应治疗。

12.6.4　预防

对晕厥的发生除正确及时处理外,更应重视其预防,可注意以下几点:

(1)术前应详细询问病史,尤其是心、脑、高血压、糖尿病等病史,以及晕厥发生史。对患者进行全面的体格检查和必要的实验室检查。对有可能在治疗中发生晕厥的患者,应积极预防。对有晕厥发生史者,应找出原因,并采取相应的预防或治疗措施。

(2)存在发生晕厥高风险因素的患者,应延期手术。

(3)遇精神过度紧张者,术前应做好心理疏导工作,取得患者合作,必要时术前给予镇静剂。手术时麻醉要充分,尽量减少疼痛刺激。做到态度和蔼、操作轻柔、无声、迅捷,并隐蔽好器械、血性污物及所切除之病理组织等,尽可能减少对患者之不良刺激。

12.7　发　　热

肛肠手术治疗后 1~2 日内患者体温在 37.5 ℃左右,多为手术创伤的刺激或为局部吸收热,一般不需处理,可自行消退。如果体温超过 38 ℃,则认为是术后发热(postoperative fever),应积极处理。

12.7.1　原因

1. 局部感染

创面感染重时除发热外,尚可见白细胞增多,创口局部红肿、疼痛、分泌物多。

2. 全身感染

术后合并上呼吸道、尿路、胆道等感染可有发热,应结合其全身症状,做必要的检查。如枯痔丁、各种痔疮注射液等,有时可引起体温升高,但随着药物的吸收排出,体温可随之恢复正常。

12.7.2　防治

1. 感染创口的处理

肛门直肠部抵御感染的能力较强,通常情况下,只要保持局部创面引流通畅,可无局部感染之虞。如果术后畏寒发热,伴肛门部肿胀、疼痛,应首先查看创口局部是否存在引流不畅,如果切口过小,创面狭而深或外高内低,或有未打开的脓腔,或缝合创面留有无效腔等情况,即应在良好的麻醉下重新处理创口。其次是根据情况适当给予规范的抗生素治疗;或服中药清热解毒、清热利湿之剂,如龙胆泻肝汤、普济消毒饮、五味消毒饮等。

肛门直肠的手术虽多为有菌手术,但操作时应严格按无菌术要求进行。因手术中消毒不严密而致感染者已有报道,如注射法治疗直肠脱垂导致直肠广泛坏死或炎症扩散发生肝脓肿或痔瘘手术引起破伤风等,当引以为戒。如发生此类严重并发症,应做相应的治疗。

2. 治疗原发、并发发热性疾病

对发热患者,原则上不施行手术治疗,但当确诊发热为肛肠病所致,不立即手术不足以解除发热、遏制病情时,手术等综合治疗势在必行,如肛周脓肿成脓期、阑尾炎、嵌顿痔合并感染等;患者并发内科发热性疾病,情况往往较复杂,须详细询问病史,仔细查找原因,必要时邀请有关科室协助诊治。

12.8　感　　染

肛肠病术后感染(postoperative infection of colon and anorectal diseases)是肛肠病治疗过程中较为常见的一种并发症,大都是在对肛门、直肠和结肠疾病实施手术或治疗时所引起的继发感染。原发的感染如肛周脓肿等不属此范围。

12.8.1　肛肠病术后感染概述

(1) 肛肠病术后感染的确定应具备下列条件:① 无感染性病变术后,或感染性病变感染灶彻底清除后,手术创面发生感染引发局部和或全身症状者。② 原感染病灶,术中未彻底清除(如肛周脓肿切开引流术),术后即发生感染加剧,或非原有病灶的手术部位发生感染者。③ 术后感染的菌种不同于术前者,或术后创面有新菌种出现者,这是术后是否感染最有价值最可靠的诊断。

(2) 肛周和腹部的皮肤以及会阴部的毛发存有大量的细菌,这些细菌可以通过切开、穿刺以及其他任何破坏皮肤屏障的损伤,进入组织导致感染。而术后是否发生感染及其演变取决于患者的抵抗力、细菌的毒力和治疗方法等多种因素。

① 患者对感染的抵抗力有全身和局部两方面。全身抵抗力与年龄、营养、基础病等一般状况有关。局部抵抗力与受累的组织结构、部位和血液供应情况有关;伤口的大小、深浅,有无异物、血肿、死腔、坏死组织和血管内血栓形成等,对局部抵抗力都可产生一定的影响。

② 细菌毒力的大小决定于细菌的种类、菌株、数量、繁殖速度和毒素的性质,细菌的毒性是指其外毒素、内毒素和酶的作用,如金黄色葡萄球菌有溶血素、杀白细胞毒素、肠毒素、红疹毒素以及凝固酶、葡激酶、DNA溶酶等,所以侵入组织后容易引起感染,表面葡萄球菌毒素较少,缺乏凝固酶等,所以一般认为

属于非致病菌,但在特殊条件下也可以引起感染。菌种除葡萄球菌、链球菌、大肠杆菌、绿脓杆菌和变形杆菌五种与感染有重要关系的化脓性病原菌外,还有一些革兰氏阴性杆菌和厌氧菌与感染密切相关,真菌中念珠菌感染较其他真菌有重要的临床意义,但也只发生在机体免疫功能被抑制时。有实验报告,每1 g组织内的病原菌数一般超过100万才会发生感染。当局部有坏死组织、血液循环障碍、血肿或异物时,机体的抗感染能力即大为降低,每1 g组织内有100个病原菌即能发生感染。沾染时间愈长则细菌繁殖愈多,形成感染的可能性愈大。一般认为起决定性的时限为2~3 h。混合感染时,细菌之间可出现协同作用,例如,需氧菌的存在常有利于厌氧菌的繁殖,使感染加重;溶血性金黄色葡萄球菌和微量嗜氧金链球菌一起能引起进展性协同性坏疽等。

③ 手术适应证或手术时机把握不当,或手术方法错误、操作粗暴或术后抗生素应用不当等。

(3)肛肠病术后感染常有以下分类方法:① 就其性质来说可分为特异性感染和一般性感染;② 就其部位可分为腹腔感染和肛门直肠及其周围感染;③ 据其程度可分为局部感染和全身感染等。感染的病原微生物以细菌感染最常见,霉菌及病毒感染较少,但由于胃肠营养及抗生素的应用等,近来霉菌感染呈上升趋势,一旦发生较难控制,临床应加以重视。

(4)感染发生后可有三种结局:① 人体抵抗力占优势时,感染不易发展,再加上及时正确的治疗,可使感染较快地得到控制,并逐渐消除。② 当人体抵抗力和病原菌的毒力处于相持之势时,感染易转为慢性。③ 当病原菌的毒力超过人体抵抗力时,感染向周围组织或脏器扩散,局部可经淋巴管引起淋巴管炎、淋巴结炎和多发性脓肿,也可侵入血液循环,引起全身化脓性感染,甚至发生感染性休克或多器官功能衰竭。

(5)肛肠病术后感染的特点:① 以混合感染为常见;② 方式以侵袭性感染为主;③ 肛门部术后感染一般起病缓慢,大多感染后5~7天症状渐明显;④ 若引发全身感染,则发作急,变化快,如调治不当,预后差。

12.8.2 肛肠病术后感染细则

临床上由于手术部位、手术性质以及感染出现的时间和程度不同可表现为创面局部感染和全身感染,两者可单独也可同时出现。

1. 原因

(1)术前、术后抗生素选择、剂量、剂型、频次等不规范。

（2）术中消毒不严格。

（3）术中操作粗暴,组织损伤较多,创面粗糙。

（4）损伤肛窦导致炎症沿肛腺扩散。

（5）切口缝合留有无效腔。

（6）术中止血不彻底形成皮下血肿。

（7）损伤或结扎较大血管,影响局部血供。

（8）创面引流不畅,积液、积脓。

（9）局部静脉、淋巴回流障碍引起水肿。

（10）术后护理不当,创面换药错误,创面污染。

（11）糖尿病、免疫缺陷等基础疾病控制欠佳,营养不良等。

2. 症状体征

局部可出现红肿、疼痛、水肿,伤口表面有脓性分泌物,有烧灼感;伴身热烦闷,舌质红,苔黄腻,脉数。范围大、程度重、位置深的感染除有红、肿、热、痛,功能障碍的症状外,一般均有发热、头痛、乏力、食欲减退、脉率加快等。实验室检查,白细胞计数升高,以中性粒细胞为主。大便常规可查到超常规的红细胞和白细胞,有时可查到脓细胞。

3. 治疗

（1）外敷熏洗:适用于局部疼痛明显者,复方黄柏液、复方荆芥熏洗剂等坐浴;金黄散、黄连膏等外敷。

（2）切开排脓:适用于术后感染而形成脓肿者,应及早切开排脓,防止扩散。

（3）扩创引流:对有桥形愈合或术后创面引流不畅者,应及时敞开扩创。

（4）对继发感染伴有出血者,应在止血的同时,控制感染,进行综合治疗。

（5）应用抗生素:为防止扩散,根据菌培养和药敏选择相应抗生素。

（6）物理疗法:细菌不易在干燥的环境中生长繁殖,用红外线等烘烤创面可控制已感染创面。

4. 预防

伤口感染的形成是一个由量变到质变的过程,即轻度沾染→污染→感染三种不同程度。伤口感染的预防首先要防止清洁伤口受污染,还应争取使轻度沾染者向清洁转变,加速伤口愈合。术后感染的预防应着重注意以下要点:① 术前准备需充分,尽量清除会阴部异物颗粒、油垢、细菌等,彻底消毒手术部位及周围皮肤;② 严格遵守无菌操作规则;③ 术式选择针对性要强,术中操作应注意减少组织损伤,缝合伤口应对皮整齐,不留死腔;④ 不缝合的伤口应做到引流通畅,对潜行切断(如肛裂侧切等)的术式,应注意止血,防止形成皮下或较深组织的血肿;⑤ 术后每次排便后坐浴冲洗,换药创面要保持清洁干燥,引流通畅,防止桥形愈合;⑥ 积极治疗基础病;⑦ 术后维持患者营养、水电解质酸碱平衡。

12.9 创口愈合迟缓

创口愈合迟缓(delayed healing of wound)是指手术后创口不能在相应的时间内顺利愈合而遗留未愈的创面,它是整个外科面临的棘手问题,肛肠科创口愈合迟缓亦较多见。肛肠术后创口愈合迟缓诊疗路径如图12.5所示。

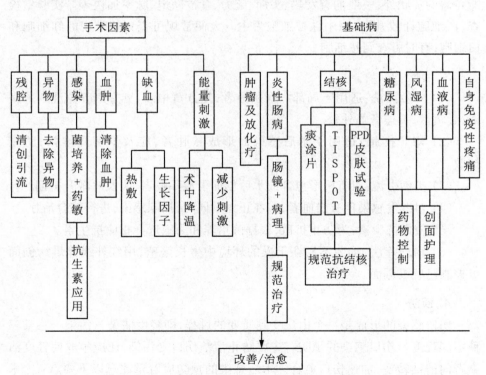

图12.5 肛肠术后创口愈合迟缓诊疗路径

12.9.1　病因

创口愈合过程一般分为4个阶段：① 凝血，防止血液进一步流失，保证创口处的机械强度；② 炎症反应，使创口与静脉回流分开，启动吞噬系统消灭异物，控制感染；③ 肉芽组织形成，包括胶原的合成及细胞在创口处的增殖；④ 重组，包括胶原纤维及细胞的重新组合，以提高最大的机械强度。以上任何一个阶段受到影响，均可导致愈合迟缓。

影响创面愈合的常见因素包括：① 感染；② 缺血；③ 血肿；④ 机械刺激、外科技术、受损范围；⑤ 炎性肠病；⑥ 结核菌素感染；⑦ 肿瘤及放化疗后状态；⑧ 糖尿病、风湿病、血液病、自身免疫性疾病等。

12.9.2　症状体征

患者的主要症状为创口长期不愈合。创面可表现为分泌物较多，肉芽组织水肿，创面苍白、紫黑等。

12.9.3　诊断

目前尚无统一规定的标准。一般认为：① 创口病程在8周以上未愈者；② 常规治疗效果不明显。符合此两条，可认为是创口愈合迟缓。

12.9.4　治疗

（1）积极控制感染。

（2）术中避免误伤血供，术后给予促血管生成药物，如生长因子。

（3）术中尽量避免血肿，血肿出现后妥善处理。

（4）术中手术层次准确，能量设备损伤积极预防，手术范围严格控制。

（5）建议术前常规肠镜检查，或创面延迟愈合积极考虑肠镜检查。

（6）结核感染相关检查：T-SPOT、痰培养等。

（7）积极详细追问既往史。

12.9.5　预防

（1）病例选择：肛门直肠疾病与身体状况密切相关，所以术前应对患者进行严格检查。对体质虚弱、营养不良或患有严重的全身性疾病者，不宜急于手术，待全身状况好转后再行手术治疗。

（2）手术操作：手术操作必须精益求精，既要彻底清除病变组织，又要合理设计创口，既不可切除组织过多，亦不可残留过长的赘皮。术中要严格无菌操作，结扎线应暴露清楚，以便术后及时清除。

（3）术后处理：术后坐浴水温不宜过高，熏洗时间不宜过长，否则可影响创口愈合。换药时操作应轻柔，保证创口引流通畅，对肉芽组织高突者，应及时处理。保持大便通畅，便秘或腹泻均可影响创口愈合。

12.10　直肠肛门狭窄

直肠肛门狭窄治疗流程如图12.6所示。

12.10.1　定义与病因

直肠与肛门狭窄是指由于先天缺陷或后天炎症反复刺激、肛门直肠损伤、肿瘤等因素，正常的肠道黏膜或皮肤被瘢痕组织取代或者肠管被瘢痕组织包绕，直肠、肛管、肛口进而出现管径缩小变窄，病人出现排便困难或排便时间延长等相应的症状。病人经常伴有便时肛门疼痛、便形细窄等症状。美国学者将直肠狭窄定义为狭窄处不能通过12 mm的乙状结肠镜。

直肠与肛门狭窄的病因很多，主要有以下几个方面：

（1）直肠肛门损伤：直肠肛门在受到外伤、烧伤、烫伤、药物腐蚀、分娩时会阴的裂伤、直肠及肛门部手术后出现瘢痕生长，形成的直肠与肛门狭窄。直肠与肛门部手术的影响是造成直肠与肛门狭窄的重要原因，如内外痔切除术时切除皮肤过多，内痔、混合痔的注射及结扎，肛瘘、肛周脓肿手术，直肠肿瘤前切除术等。

（2）慢性炎症或溃疡粘连，特别是克罗恩病的影响，结肠与肛门瘢痕会形成挛缩,进而造成结直肠、肛门狭窄。另外,直肠肛门肿瘤等因素:因直肠恶性肿瘤、肛门部肿瘤、性病性淋巴肉芽肿、平滑肌瘤、畸胎瘤等,也可引起肛门和肛管狭窄。

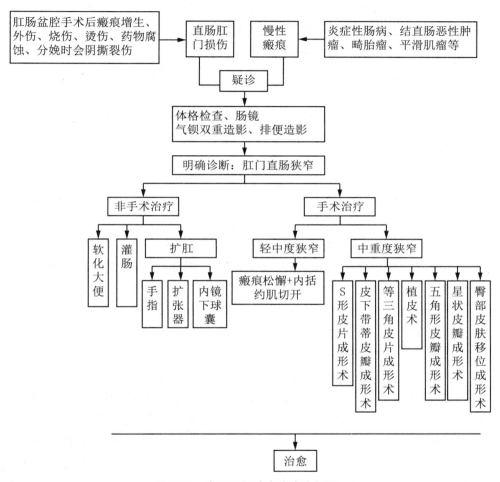

图12.6 直肠肛门狭窄治疗流程图

12.10.2 临床表现

直肠与肛门狭窄由于病因的不同,临床表现也有不同。而且,直肠与肛门狭窄的临床表现与狭窄的严重程度没有严格的对应关系。直肠与肛门狭窄的临床表现主要有以下几个方面:

（1）排便困难、排便时间延长：排便困难是肛门狭窄最常见的临床表现之一。肛门直肠腔瘢痕导致肛门直肠腔径变小，瘢痕缺乏弹性使较硬或较粗的粪便较难通过，排便的时间延长。

（2）粪便形状改变：由于肛门狭窄，排便困难，服用泻药后，粪便可呈扁形或细条状，且自觉排便不净，即使排便次数增加，也多为少量稀便排出。

（3）疼痛：由于粪便通过困难，排粪便时经常导致肛管裂伤，会造成持续性钝痛。也可在排粪便后出现持续性剧痛，甚至长达数小时。

（4）出血：肛门弹性变差，粪便通过肛门时，使肛管皮肤破裂而导致出血。

（5）肛门瘙痒：一方面肛门狭窄往往合并肛门炎症，另一方面肛门狭窄导致的直肠肛管黏膜或肛门皮肤的裂伤，均会使分泌物明显增加，从而导致肛门瘙痒和皮炎。

（6）肛门失禁：括约肌损伤导致的纤维化瘢痕形成会使肛门失去良好弹性，一方面表现为肛门狭窄，另一方面表现为肛门收缩舒张功能差，会出现肛门失禁，难以控制气体、液体甚至固体的排出。

（7）全身表现：由于肛门狭窄，可能会造成不同程度的肠道机械性梗阻，故部分病人出现腹痛腹胀的症状；而且，部分病人由于出现肛门狭窄、排便困难、排便疼痛等问题，会伴有不同程度的精神症状，如焦虑、紧张。

12.10.3 诊断

病人既往有肠道炎症、结直肠肛门部手术、痔注射治疗及下腹部或臀部外伤，或使用腐蚀药物病史，结合肛门指检即可诊断肛门狭窄及较低位的直肠狭窄（肛门狭小或肛管直肠狭窄，狭窄处甚至不能通过指尖，并可扪及程度不同的坚硬瘢痕组织）；对于指检不能扪及狭窄的病人，需要进行相应的辅助检查，常规如肠镜、气钡双重造影、排粪造影，即可明确狭窄位置及直肠狭窄的诊断。体格检查和相应的辅助检查即可诊断。

12.10.4 治疗

直肠与肛门狭窄的治疗方法主要包括非手术治疗和手术治疗。

1. 非手术治疗

高纤维膳食、软化大便、灌肠等疗法可以缓解病人的排便困难及便时疼痛的症状，但是不能从根本上解决狭窄的问题。渐进式扩肛法，如手指扩张法或扩张器扩张法,通过逐步增加手指数目或扩张器的大小使狭窄处扩张以达到缓解症状的目的。对于肛门、肛管狭窄及较低位的直肠狭窄,可选用手指扩肛;较高位的直肠狭窄,需要较长并弯曲的扩张器才能达到相应的目的。然而,扩张器有导致直肠穿孔的风险,需谨慎使用。内镜下置入球囊扩张器的方法进行扩肛,也可获得较好的疗效。

2. 直肠狭窄的手术治疗

对于较低位的直肠狭窄,可以考虑应用超声刀、激光、尿道切开器,在狭窄环后方切开狭窄,完成纵切横缝的手术;或者经肛门直肠狭窄环切除术也可以达到比较好的疗效。对于短段的直肠吻合口狭窄,可用前列腺电切的方式,切除瘢痕接触狭窄。

3. 肛门狭窄的手术治疗

手术治疗肛门狭窄最经典的方法是瘢痕松解同时行内括约肌切开的手术方法。学者认为松解的程度以能轻松置入一个29 mm的扩张器为目标,如果单侧切开不能满足这个条件,可以在切口对侧同样的切开以获取足够的松解程度。

以上的方法仅适用于轻至中度的保留了较多肛管组织的狭窄。对于中至重度的肛门狭窄,可考虑采用皮瓣转移的肛门成形术,如:① S形皮片肛管成形术;② 皮下带蒂皮瓣肛门成形术;③ 三角形等皮片肛管成形术;④ 肛管皮肤缺损植皮术;⑤ 五边形皮瓣成形术;⑥ 星状皮肤移动肛管成形术;⑦ 臀部皮肤移位肛管成形术。具体如下:

(1) S形皮片肛管成形术。适用于肛管皮肤完全性缺损,修补时切除肛管部分黏膜,将带蒂皮片移植于肛管内,以恢复肛管的功能。

操作方法:沿皮肤与黏膜连接处作一环状切口,将黏膜及瘢痕组织由下方与括约肌分离,显露内括约肌,并将黏膜及瘢痕组织加以切除,再以肛管为中心作一双侧S形切口,沿切口分离皮片,皮片顶端彼此相对,其底宽应与长度相等或稍长,厚薄一致,并带少量脂肪。然后将一侧分离皮片的顶端牵至肛管前方,另一侧牵向后方,覆盖缺损区,与黏膜边缘间断缝合。两侧皮片移植后,皮片边缘在肛管前后中线自行对合,缝合数针,加以固定。取皮片的S形切口可以缝合,也可部分开放。具体过程示意如图12.7所示。

(2) 皮下带蒂皮瓣肛门成形术。大致可分为:① 局部(或边缘)皮瓣;② "乙"形皮瓣;③ 转移或前进皮瓣;④ 远隔皮瓣;⑤ 动脉皮瓣;⑥ 皮下组织皮瓣;⑦ 管状皮瓣;⑧ 近位或邻位皮瓣;⑨ 单蒂或双蒂皮瓣;⑩ 其他皮瓣。本术式适用于部分或完全性肛管皮肤缺损,所采用的皮瓣属于有蒂皮瓣范畴,其皮瓣的蒂并不保留在皮肤上,而是用皮下组织作蒂,以维持其皮瓣的血液供应。

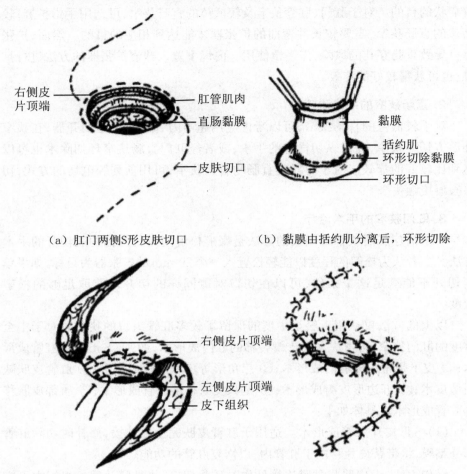

（a）肛门两侧S形皮肤切口　　　　（b）黏膜由括约肌分离后,环形切除

（c）右侧皮片顶端移至肛管前方,
左侧皮片顶端移至肛管后方,将黏
膜与皮片缝合

（d）两侧皮片与黏膜缝合,缝合皮肤切口

图12.7　S形皮片肛管成形术过程示意图

操作方法:按肛管皮肤缺损面积的大小不同,可采用以下两种不同的植皮方法:

① 小面积肛管皮肤缺损:缺皮面积不超过肛管全周的1/4。在缺皮肛管外缘的健康皮肤处,设计好预定切取皮瓣的轮廓。先将缺皮肛管表面的黏膜切除使成新创面后,按预定切取皮瓣的轮廓,切开皮肤和皮下组织,将皮下组织垂直切入深达3 cm左右,然后将皮瓣向肛管平行推进,将皮瓣内缘与直肠黏膜下缘缝合,顺次将其余的创口一次缝合闭锁。其过程示意如图12.8所示。

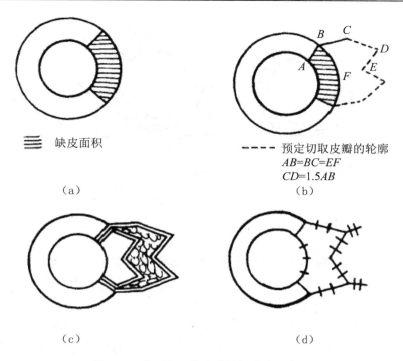

图12.8　小面积肛管皮肤缺损植皮示意图

② 大中面积肛管皮肤缺损:缺皮面积占肛管全周的1/4~1/2以上,在缺皮肛管外缘的健康皮肤处按小面积缺皮原则设计皮瓣轮廓,切取皮瓣与缝合均与小面积缺皮相同。其过程示意如图12.9所示。

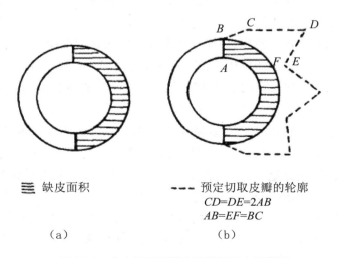

图12.9　大中面积肛管皮肤缺损植皮示意图

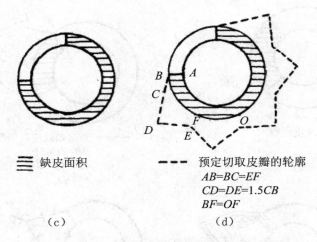

缺皮面积 ----- 预定切取皮瓣的轮廓
AB=BC=EF
CD=DE=1.5CB
BF=OF

（c）　　　　　　　　　　　　（d）

图12.9　大中面积肛管皮肤缺损植皮示意图（续）

本术式所采用的皮瓣是适用于在肛门部植皮的一种成活率较高的皮瓣,利用这种皮瓣在肛门部植皮,具有以下几种优点:

a. 血源充足:皮瓣的存活主要依靠皮下血液供应,由于皮下的血源不被切断,所以皮瓣在被移植后,仍然可以保持其近于正常的存活能力,术中皮瓣血供旺盛,温度不减,色泽不变。术后常可发现皮瓣充血,而无贫血现象。此外,这种皮瓣移植后由于张力较小,也是成活率较高的一个重要因素。

b. 移动性好、植入充分:因本术式以皮下组织作蒂,皮瓣的皮层可全部离开取皮区均衡地向需皮区平行推进。且由于肛门周围皮下脂肪厚,移动性能好,所以肛门部的这种皮瓣可以较为充余地向其周围的需皮区移动3 cm左右。由于肛门疾病范围局限,完全可以满足肛管的植皮需要。

c. 可供大面积皮瓣植皮:由于皮肤蒂皮瓣的面积受皮瓣的长宽之比为2∶1的限制,所以肛门植皮皮瓣的面积最大不超过肛管全周的1/2,而皮下蒂皮瓣可以突破这个限制。如果病例选择适当,用本法可考虑做肛管全周的大面积皮瓣植皮。

d. 术后感染对植皮效果的影响不大:皮瓣移植要求无菌手术,感染对皮瓣的成活威胁很大,甚至可造成皮瓣坏死,导致手术不能达到预期效果。而皮下蒂皮瓣的血液供应充足,既可保证皮瓣成活,又可使皮瓣具有较强的抗感染能力,一旦感染化脓不致发生皮瓣坏死。

e. 不需固定与压迫等特殊条件:皮下蒂皮瓣,由于皮瓣的血液供应充足,无须依赖移植后的侧支循环,所以皮瓣移植后无需保持固定与压迫的位置。但由于皮下组织切口较深,所以术中要注意适当缝合。

f. 既可用于植皮又可用于填充创腔：由于皮下组织连同皮肤同时被移植，故除植皮外，皮下组织还可作填充创腔。

Dieffenbach 法是在需皮区外侧做 Y 形或 V 形切口后（图 12.10），将其所形成的三角形皮瓣向需皮区牵拉，然后将直肠黏膜下缘与皮瓣创面内缘缝合，其他创面依次缝合。此术式是对合并有肛门狭窄的小面积肛管皮肤缺损的较好方法。

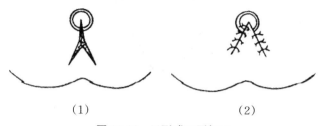

（1）　　　　　　　　　　（2）

图 12.10　Y 形或 V 形切口

（3）三角形等皮片肛管成形术：此法适宜小范围的肛管皮肤缺损。

操作方法：切除部分肛管黏膜，由肛管旁取一等边三角形或长方形或梯形带蒂皮片，底在肛门缘，将皮片旋转牵入肛内移植于肛管，与黏膜缝合。

（4）肛管皮肤缺损植皮术：适用于痔环切术后或肛管外伤后肛管皮肤部分缺损者。

操作方法：根据肛管皮肤缺损的大小，切开皮肤黏膜交界处，向肛内方向切除下移至肛管黏膜，上端切除至原齿线区。再根据黏膜创面的形状和大小，在臀部切取适宜的薄皮片。然后切除肛口少量皮肤瘢痕，用镊子将皮片移至肛内，覆盖于肛管创面上用丝线间断缝合皮片。缝合线不宜过紧过密。臀部取皮创口，用敷料压迫包扎固定。也可以同法于大腿内侧 1/3 处切取薄皮片，剪成所需大小，覆盖在肛管内创面上，用丝线间断缝合固定。肛门创面与大腿取皮创口以敷料包扎固定。

（5）五边形皮瓣成形术：适用于各度肛管皮肤缺损的治疗。

皮瓣设计：五边形皮瓣图形为等腰梯形与等腰三角形所组成（图 12.11），AE 为肛管皮肤缺损区外缘皮肤上的两点，以肛门中心为圆心，OA 为半径作圆，弧 AE 为 1/6 周等于 $60°$，$\angle BAF=30°$。AB 为皮瓣向肛管内推进的长度。若 AB 为 1.5 cm，则一个皮瓣就可以修补 $AE+1.5$ cm 大小之缺损区。这样 $1°$ ～$I°$肛管皮肤缺损区只要移植 1～3 个皮瓣。$I°$～$IV°$缺损移植 4～6 个皮瓣就足以达到修补肛管皮肤缺损区的目的。

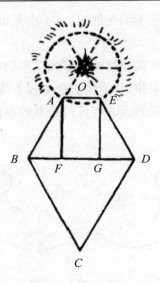

图12.11　皮瓣设计示意图

操作方法：骶麻后在皮肤缺损区横行切开黏膜，边缘应整齐，黏膜瓣潜行向上分离0.5 cm。如黏膜瓣下瘢痕组织甚厚应将瘢痕组织切除，以便与皮肤瓣缝合。按设计好的皮瓣从边缘全层切开，皮瓣的肛管内端在注意平整的基础上要尽量多予保留，避免皮瓣内推时发生困难造成黏膜外翻。皮瓣周边潜行分离0.5~1 cm，形成以皮下组织为蒂的中心蒂状皮瓣。皮肤缺损区的黏膜约切除1.5 cm，此处瘢痕组织亦作剪修，用2/0肠线将皮瓣与黏膜瓣间断缝合2~4针，再缝合皮瓣两侧，最后用丝线缝合皮肤（图12.12）。术毕肛管以容纳2横指为度。肛管内插入外缠有凡士林纱布的胶管，以便排气，压迫止血，同时使黏膜、皮肤瓣与皮下组织紧贴，有利于愈合。

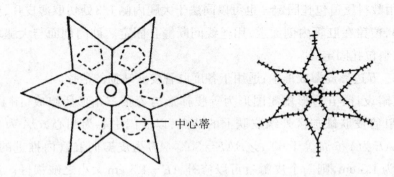

中心蒂

图12.12　五边形皮瓣成形术操作示意图

（6）星状皮肤移动肛管成形术：适用于肛管全周皮肤缺损和黏膜外翻或瘢

痕狭窄者。

操作方法:首先环状切除肛管瘢痕狭窄区及外翻的直肠黏膜,然后在肛门周围两侧健康皮肤处做几处联合V形切口,形成一星状创面,沿星状创面游离皮瓣,但不要全部使之分离,要保持较多中心血液供应点,然后将皮瓣内缘与黏膜下缘缝合,星状创面由V形变为Y形,使皮肤向肛管中心移动,覆盖肛管创面(图12.13)。

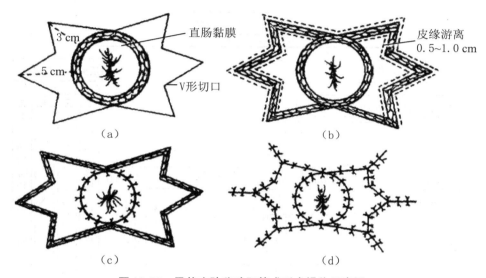

图12.13 星状皮肤移动肛管成形术操作示意图

(7)臀部皮肤移位肛管成形术:适用于各度肛管皮肤缺损及肛门狭窄者。

操作方法:患者取臀高俯卧位,常规消毒,骶麻或硬膜外麻醉。先于左臀作一V形切口,自切口尖端向近肛缘处游离皮肤,超过原瘢痕环后,潜行分离黏膜一定深度,制成一皮瓣,依法在右臀分离皮肤和黏膜制取皮瓣,如环状缺损,可加做后位和前位皮瓣。将皮瓣向上推入肛管,切口以丝线间断缝合,术毕以凡士林小纱卷填塞肛门,用敷料包扎固定。

12.11 肛门损伤重建

肛门损伤重建诊疗流程如图12.14所示。

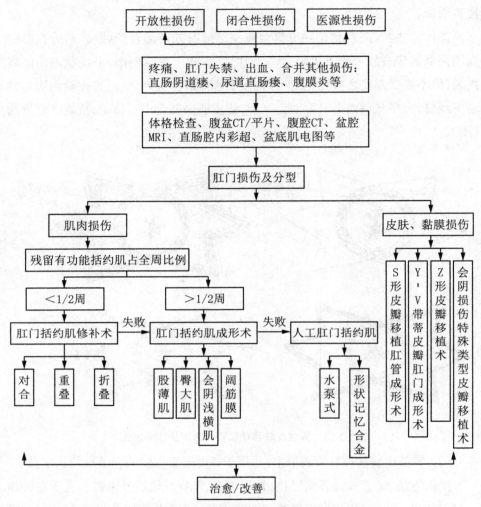

图12.14 肛门损伤重建诊疗流程图

12.11.1 病因

（1）开放性损伤。开放性损伤以战伤和外伤较多见。常见原因有骑跨伤、穿透伤、分娩时会阴撕裂伤等。

（2）闭合性损伤。主要包括撞击伤、挤压伤和坠落伤等。

（3）医源性损伤。常见于各种外科操作：产科、妇科、泌尿外科、肛肠科导致的肛门直肠肌肉及盆底肌的损伤。

12.11.2　病理生理

主要由肛管周围控制排便功能的肛门括约肌或上皮组织(皮肤、黏膜)的损伤,导致不同程度的肛门控便功能障碍甚至肛门失禁。

12.11.3　临床表现

(1)疼痛。肛门、肛管、肛提肌、外括约肌及肛周皮肤由阴部神经所支配,具有敏锐的感觉和运动功能。肛提肌、外括约肌的随意肌对疼痛特别敏感,这些部位损伤时受到刺激,可引起外括约肌和肛提肌痉挛性收缩而感到剧烈疼痛。

(2)出血。一般来说,肛周损伤出血使用压迫止血效果满意。个别肛周损伤合并有大血管损伤或骶前静脉丛破裂,出血多且凶猛,可致失血性休克。

(3)肛门失禁。因肛门括约肌不同程度的损伤,病人可表现为部分或全部失去可控制排气、排便的能力,严重者为完全性肛门失禁。

(4)合并其他损伤的临床表现。肛周损伤合并直肠破裂,可出现腹痛、腹膜刺激征及气腹征,未及时处理、病情严重者可出现脓毒血症;合并泌尿系统损伤可表现为尿潴留、排尿困难、血尿甚至直肠尿道瘘;伴生殖系统损伤者表现为子宫直肠瘘、直肠阴道瘘等。同时存在骨盆骨折者可表现为髋关节活动受限,骨盆挤压、分离试验阳性。

12.11.4　诊断

一般来说,肛周损伤应有较明确的病史。通过一般的体格检查,如肛门周围视诊、肛门指诊及肛门镜检查,可发现损伤后可能存在的皮肤缺损,扪及肛管破裂口、破损区域的肿胀和压痛,感受到括约肌受损后肌肉松弛等。故肛周损伤不难诊断。但我们必须对整个损伤的特点做出准确并完整的判断以指导下一步治疗方式。尤其是对于会阴撕裂伤及穿透伤的病例。临床医生还需要常规行尿液分析,如发现血尿需行膀胱造影;如果怀疑合并直肠损伤,行腹盆CT/平片检查有无异物、膈下游离气体或骨盆骨折等;肛周MRI检查具有对脂肪及肌肉等软组织分辨率高的特点,可清晰地显示肛周损伤情况,包括损伤的部位、层次及有无合并感染;直肠腔内超声亦可达到MRI相近的诊断效果;盆底神经肌电图在鉴别肛周损伤中有无合并神经损伤具有重要作用。

12.11.5 治疗

有肠道准备的医源性损伤,如肛门结直肠镜检查,损伤轻,伤口小(<2 cm),无肛门周围间隙感染,宜一期重建。

有污染时,宜清创术,择期重建。

损伤重,甚至合并肠道、尿道、阴道损伤时,宜先行肠造瘘术。待重建术后,肛门功能恢复再行肠造瘘还纳术。

重建手术包含两层内容:① 受损肌肉组织的修复,即恢复肛门功能;② 肛门外观的成形,即通过移植肛周皮瓣重塑肛门外形。有以下几种手术方式:

1. 肛管括约肌修补术

(1)原则:对于经辅助检查明确肛门残留有功能的括约肌大于肛门全周的1/2的病人,可选择此类手术方式。该手术的时机把握比较重要,如损伤清创后局部条件良好,行一期缝合修补将获得较好的治疗效果;否则,宜待创面洁净或感染控制后方行手术。对于急性感染的伤口,不宜一期修补,但应在急性期过后6~12个月内进行,以免因肌肉萎缩致治疗效果不佳。通常,第一次直接括约肌修补有较大的成功率,如需二次手术,病人的残余肌肉可能无法使用,此时往往需要选择其他肌肉作为括约肌功能的补充。

(2)方法:简单来说,该术式将离断的括约肌两端从周围组织分离出来,重新对接缝合。其中有三种标准的括约肌损伤修复方法:对合、重叠和折叠。对于选择对合技术还是重叠技术,主要取决于剩余有功能的括约肌长度。两者均使用到垂直褥式缝合方式,唯一的区别是后者需通过游离末端肌肉1~2 cm以内完成重叠缝合。折叠技术包括折叠外括约肌深部和耻骨直肠肌,该术式多用于女性产后肛周损伤。

(3)技术要点:手术关键在于分清层次,找出括约肌;勿损伤肛管直肠上皮组织引起肛瘘;修补括约肌缝针不宜过多,一般以3~4针为宜;缝合张力适中,不宜过紧;术后2~3周做直肠检查,有肛门狭窄者需行扩肛治疗;加强提肛运动等康复训练。

2. 肛门括约肌成形术

(1)原则:肛门残留有功能的括约肌小于肛门全周的1/2的病人该术式的特点是非常复杂、技术难度高及失败率高。主要适应证:严重的肛门失禁且非手术治疗不能控制;肛门括约肌缺损严重不能一期重建,或重建术失败。

(2) 方法：肛门括约肌成形术系将肌肉或筋膜移植到肛管周围,用于代替或加强括约肌功能。目前,临床上多用股薄肌或臀大肌移植于肛管周围,也有用会阴浅横肌、阔筋膜等移植的报道。股薄肌移位是先将病人置于截石位,于一侧股部内侧分离股薄肌(如两侧发育不同,则选用较发达一侧)肌腱连接处,保留近端神经、血管,依次应用跨膝关节、股中及股上三个切口经皮下隧道移动该肌肉至会阴部,于坐骨直肠窝呈环状包绕肛管,依 γ、α、ε 法将股薄肌肌瓣围绕肛管(γ 法:股薄肌肌瓣从肛门前绕肛管一周缝合到对侧坐骨结节；α 法:股薄肌肌瓣从肛门后绕肛管一周缝合到同侧坐骨结节；ε 法:股薄肌肌瓣从肛门前绕肛管两周缝合到对侧坐骨结节)。

(3) 技术要点：该手术成功与否主要取决于能否正确选择合适的病人(年轻人最佳),精细地操作。围手术期有许多值得注意的环节,如术中肌腱松紧度、血管神经束的完整保留及术后控制伤口感染,术后严格卧床一周、禁食3天等。

3. 人工肛门括约肌(artificial anal sphincter)

(1) 原则：此类手术仅适用于不能行标准手术或前期手术失败所致的严重肛门失禁的病例。

(2) 方法：该术式是将人工肛门括约肌材料植入坐骨直肠窝,利用其物理属性加强肛门功能。

目前人工肛门主要有水泵式人工肛门括约肌、形状记忆合金人工肛门括约肌。水泵式人工括约肌存在其套囊和肠管形状不匹配,致使肠组织的受力不均,甚至压迫缺血坏死等问题,形状记忆合金设计因其组织相容性大大改善这一点。

(3) 技术要点：该手术的关键与其他植入性手术相似,如合并感染时异物修补无法愈合、植入物的移动和腐烂等。

4. 皮瓣移植肛门成形术

(1) 原则：该手术适应证系肛周损伤导致感觉性肛门失禁、肛管皮肤及会阴体缺损,损伤后瘢痕影响肛门功能(肛门失禁或肛门狭窄)及肛门周围会阴体外形。

(2) 方法：该手术涵盖了多种方式的皮瓣移植术式,如"S"形皮瓣移植肛管成形术、"Y-V"带蒂皮瓣肛门成形术、"Z"形皮瓣移植术、会阴体损伤后设计的特殊类型皮瓣移植术。

(3) 技术要点：术前对损伤及修复的皮瓣设计至关重要,术后缝合张力及局部肌肉活动的评估,皮瓣剥离厚度及供血血管保留,皮下有无积血感染等方面。

参 考 文 献

［１］ 尚德俊．实用中医外科学［Ｍ］．济南：山东科学技术出版社，1986：226-234.

［２］ 汪永录．完全胃肠外营养在肛肠外科的应用［Ｊ］．中国肛肠病杂志，1986（2）：16.

［３］ 吴阶平．黄家驷外科学［Ｍ］．4版．北京：人民卫生出版社，1986：80-129.

［４］ 王玉霞．2011~2017年某医院肛肠外科围手术期抗菌药物的使用情况分析［Ｊ］．中国现代药物应用，2018（2）.

［５］ 王占学．肛肠外科手术患者医院感染的危险因素与预防分析［Ｊ］．中国卫生标准管理，2017（13）.

［６］ 陈雪．头孢西丁预防肛肠外科患者术后切口感染的效果［Ｊ］．国际医药卫生导报，2017（1）.

［７］ 黄秀秀，叶玉萍．肛肠外科换药室医院感染的控制与管理［Ｊ］．中医药管理杂志，2016（13）.

［８］ 屈玲，胡慧，艾芳．多重耐药菌医院感染特点及耐药性分析［Ｊ］．延安大学学报（医学科学版），2016（1）.

［９］ 杜丽萍，柴秀红，胡方宽．抗菌药物输注时间与剂量对肛肠术后感染的影响研究［Ｊ］．中华医院感染学杂志，2015（18）.

［10］ 彭方霖，贾年新．抗菌药物输注时间与剂量对脑外科术后铜绿假单胞菌感染预后的影响［Ｊ］．中国实用神经疾病杂志，2015（12）.

［11］ 张杰，曹彩琴，吴静．肛肠外科手术患者医院感染的危险因素与预防对策［Ｊ］．中华医院感染学杂志，2014（3）.

［12］ 张燕．病案首页手术切口分类及愈合等级的界定标准［Ｊ］．中国病案，2006（9）.

［13］ 医院感染诊断标准（试行）［Ｊ］．中华医学杂志，2001（5）.

［14］ 洪文，廖善军．针灸治疗肛肠疾病术后并发症近况［Ｊ］．针灸临床杂志，1997（10）.

［15］ 贝敏敏．老年肛肠疾病治疗体会［Ｊ］．浙江中西医结合杂志，2001（3）.

［16］ 程议乐，武永连，李万里，等．国内肛肠疾病流行病学调查研究进展［Ｊ］．中国肛肠病杂志，2022（6）.

［17］ 魏红倩，杨伟．中西医治疗肛肠疾病术后肛缘水肿概况［Ｊ］．湖南中医杂志，2021（2）.

［18］ 秦珮珮，金菊英，闵苏，等．术前快速康复操对腹腔镜结直肠癌根治术后恢复的影响［Ｊ］．临床麻醉学杂志，2021（2）.

［19］ 程琪，朱鹏，廖威，等，肝下下腔静脉阻断技术在机器人辅助腹腔镜肝切除术中的应用效果［Ｊ］．中华外科杂志，2021（1）.

［20］ 中国老年患者围手术期麻醉管理指导意见：2020版　二［Ｊ］．中华医学杂志，2020（33）.

［21］ Hospital Authority of National Health Commission of the People's Republic of China; Chinese Society of Oncology, Chinese Medical Association. 中国结直肠癌诊疗规范：2020年版[J]. 中国实用外科杂志，2020(6).

［22］ 蒋正顺,尤祥正,郑米华,等. 肠梗阻患者术后医院感染病原菌与影响因素分析[J]. 中华医院感染学杂志，2019(8).

［23］ 陈凌燕,王继宁. 麝香痔疮栓联合针刺治疗对痔疮患者术后恢复的影响[J]. 辽宁中医杂志，2019(2).

［24］ 姚小荷,潘振宇,陈海霞,等. 骨外科患者术后切口感染病原菌与药敏及炎性因子分析[J]. 中华医院感染学杂志，2019(3).

［25］ 陈志林,刘建莉,郑盼盼,等. ICU患者导管相关感染的影响因素及病原学特点研究[J]. 中华医院感染学杂志，2018(21).

［26］ 秦胜堂,杨慧霞. 肠道菌群与妊娠期糖尿病相关性的研究进展[J]. 中华妇产科杂志，2018(9).

［27］ 李君久,黎东伟,杨文,等. 吻合口支架预防直肠癌术后吻合口漏的应用观察[J]. 中华胃肠外科杂志，2020(6).

［28］ Feeney G, Sehgal R, Sheehan M, et al. Neoadjuvant Radiotherapy for Rrectal Cancer Management[J]. World Journal of Gastroenterology, 2019(33).

［29］ 张忠涛,姚宏伟. 中国直肠癌手术吻合口漏诊断、预防及处理专家共识：2019版[J]. 中华胃肠外科杂志，2019(3).

［30］ 钟清华,吴培煌,秦启元,等. 直肠癌术前放疗造成手术切缘放射性损伤的病理学研究[J]. 中华外科杂志，2017(7).

［31］ 池畔,陈致奋,高源,等. 直肠癌新辅助放化疗后盆壁及肠管纤维化并低位肠梗阻的诊治[J]. 中华胃肠外科杂志，2015(11).

［32］ 张楠,苏向前. 术前长程放疗对直肠癌低位前切除术后吻合口瘘发生率影响的Meta分析[J]. 中华胃肠外科杂志，2014(8).

［33］ 李剑,韩广森,徐勇超,等. 低位直肠癌前切除术后早期腹泻与吻合口瘘的关系[J]. 中华胃肠外科杂志，2012(4).

［34］ 黄晓萍,潘阳建,谭灿亮,等. 切口保护套预防开放性腹部手术后切口感染的临床效果[J]. 中国感染控制杂志，2016(6).

［35］ 林佩贤,黄宝添,王清江,等. 腹部手术部位感染危险因素的病例对照研究[J]. 中华疾病控制杂志，2015(11).

［36］ 张俊烁,褚忠华,方喜,等. 不同术中保温对开腹手术患者低体温及手术部位感染的影响[J]. 中国临床药理学杂志，2015(18).

［37］ 先疆燕,何文英,黄新玲,等. 结直肠癌患者手术部位感染的危险因素荟萃分析[J]. 中华医院感染学杂志，2015(21).

［38］ 李诗雨,黄文治,乔甫,等. 结直肠切除手术部位感染的目标性监测与危险因素分析

[J]. 华西医学，2015(6).

[39] 刘剑，张贵阳，郑照正．结直肠肿瘤患者术后感染的危险因素分析[J]. 中华医院感染学杂志，2014(3).

[40] 周军，陈双，江志鹏，等．结直肠手术下腹正中切口全层与分层缝合技术比较[J]. 中华疝和腹壁外科杂志(电子版)，2009(3).

[41] 吴安华，任南，文细毛，等．159所医院医院感染现患率调查结果与分析[J]. 中国感染控制杂志，2005(1).

[42] 乔治，黎沾良，李基业，等．腹部外科手术后肠道细菌移位及肠道屏障的研究[J]. 中华急诊医学杂志，2004(10).

[43] 医院感染诊断标准：试行[J]. 中华医学杂志，2001(5).

[44] 李荣国，王剑，王小欧，等．7.5%高渗盐水用于创伤性失血性休克早期复苏的观察[J]. 现代临床医学，2012(3).

[45] 程光，李康生．大鼠重度创伤-失血性休克模型的建立[J]. 中华实验外科杂志，2010(7).

[46] Song W B, Li Y N, Xiao L P, et al. Soluble Intercellular Adhesion Molecule-1, D-Lactate and Diamine Oxidase in Patients with Inflammatory Bowel Disease[J]. World Journal of Gastroenterology, 2009(31).

[47] Gunerhan Y, Koksal N, Kayahan N, et al. Diagnostic Value of Plasminogen Activity Level in Acute Mesenteric Ischemia[J]. World Journal of Gastroenterology, 2008(16).

[48] 常建星，陈双，符玉茹，等．大鼠失血性休克复苏早期肠黏膜损伤与修复的形态学观察[J]. 中国危重病急救医学，2004(8).

[49] Wang Y Q, Shao T T, Wang J L, et al. An Update on Potential Biomarkers for Diagnosing Diabetic Foot Ulcer at Early Stage[J]. Biomedicine & Pharmacotherapy, 2021.

[50] Sampath N, Sofie E A, Cheng X, et al. Hypoxami R-210 Accelerates Wound Healing in Diabetic Mice by Improving Cellular Metabolism[J]. Communications Biology, 2020(1).

[51] 李国利．肛肠手术中肛管皮肤损伤的临床分析与防治对策[J]. 中国实用医药，2016(30).

[52] 张颖．C型及菱形皮瓣修补治疗肛管皮肤缺损一例报告[J]. 青海医药杂志，2003(3).

[53] 马红智．有关肛肠手术中肛管皮肤损伤的临床特点与防治措施[J]. 人人健康，2019(5).

[54] 陈益家，龚照岚．肛肠手术中肛管皮肤损伤的防治[J]. 中国民族民间医药，2009(7).

[55] 杨立民，李来，敖桂侠．肛管皮肤严重坏死1例[J]. 承德医学院学报，2001(4).

[56] 戴海龙，董成，徐玲，等．肛裂及其治疗方法的研究进展[J]. 中国处方药，2017(7).

[57] 凌怡庭，邱敏，陈振伟，等．保留皮肤痔核切除加原位肛管皮肤重建手术治疗环状混合痔的效果观察[J]. 浙江医学，2020(13).

［58］ 李一兵,冯群虎,王国昌. 内括约肌下缘切断肛管皮肤纵切横缝术治疗肛裂 1268 例临床分析[J]. 陕西中医学院学报,2004(1).

［59］ 贾小强,李东冰,闫凌,等. 悬吊式结扎内痔断尾式切除外痔环形保留肛管皮肤的临床研究[J]. 中国实用外科杂志,2012(S1).

［60］ 李光琴,张子愚,官开均. 滑动皮瓣在痔手术中的运用[J]. 中国中医药现代远程教育,2008(6).

［61］ Nishigori H,Ito M,Nishizawa YJ,et al. Effectiveness of a Transanal Tube for the Prevention of Anastomotic Leakage after Rectal Cancer Surgery[J]. World Journal of Surgery,2014(7).

［62］ Park J S,Choi G S,Kim S H,et al. Multicenter Analysis of Risk Factors for Anastomotic Leakage After Laparoscopic Rectal Cancer Excision:The Korean Laparoscopic Colorectal Surgery Study Group[J]. Annals of Surgery,2013(4).

［63］ Zhao W T,Hu F L,Li Y Y,et al. Use of a Transanal Drainage Tube for Prevention of Anastomotic Leakage and Bleeding after Anterior Resection for Rectal Cancer[J]. World Journal of Surgery,2013(1).

［64］ Akagi T,Inomata M,Etoh T,et al. Multivariate Evaluation of the Technical Difficulties in Performing Laparoscopic Anterior Resection for Rectal Cancer[J]. Surgical Laparoscopy,Endoscopy & Percutaneous Techniques,2012(1).

［65］ Mirnezami A,Mirnezami R,Chandrakumaran K,et al. Increased Local Recurrence and Reduced Survival From Colorectal Cancer Following Anastomotic Leak:Systematic Review and Meta-Analysis[J]. Annals of Surgery,2011(5).

［66］ Bülow S,Bulut O,Christensen I J,et al. Transanal Stent in Anterior Resection Does not Prevent Anastomotic Leakage[J]. Colorectal Disease,2006(6).

［67］ Chul L B,Byung L S,Lyul L J,et al. Defunctioning Protective Stoma Can Reduce the Rate of Anastomotic Leakage after Low Anterior Resection in Rectal Cancer Patients.[J]. Annals of Coloproctology,2020.

［68］ Antonio D U,Niels K,Jérémie L H. Intraluminal Flexible Sheath for the Protection of Low Anastomosis after Anterior Resection:Results from a First-In-Human Trial on 15 Patients[J]. Surgical Endoscopy,2019(prep).

［69］ Emmanouil F,Michael A,Bülent P,et al. Randomized Phase II Trial of Chemoradiotherapy Plus Induction or Consolidation Chemotherapy as Total Neoadjuvant Therapy for Locally Advanced Rectal Cancer:CAO/ARO/AIO-12[J]. Journal of Clinical Oncology:Official Journal of the American Society of Clinical Oncology,2019(34).

［70］ Zheng H T,Wu Z Y,Wu Y C,et al. Laparoscopic Surgery May Decrease the Risk of Clinical Anastomotic Leakage and a Nomogram to Predict Anastomotic Leakage after Anterior Resection for Rectal Cancer[J]. International journal of Colorectal Disease,

2019(2).

［71］ Magdalena P, Natalia G, Piotr M, et al. Defunctioning Ileostomy Reduces Leakage Rate in Rectal Cancer Surgery - Systematic Review and Meta-Analysis[J]. Oncotarget, 2018 (29).

［72］ Erlandsson J, Holm T, Pettersson D, et al. Optimal Fractionation of Preoperative Radiotherapy and Timing to Surgery for Rectal Cancer (Stockholm Ⅲ): A Multicentre, Randomised, Non-Blinded, Phase 3, Non-Inferiority Trial[J]. The Lancet Oncology, 2017 (3).

［73］ Mrak K, Uranitsch S, Pedross F, et al. Diverting Ileostomy Versus No Diversion after Low Anterior Resection for Rectal Cancer A Prospective Randomised Multicentre Trial [J]. Surgery, 2015.

［74］ Nikki D, Katrina S, Michael L, et al. Anastomotic Leaks in Colorectal Surgery [J]. ANZ Journal of Surgery, 2014(10).

［75］ Maggiori L, Bretagnol F, Aslam M I, et al. Does Pathologic Response Of Rectal Cancer Influence Postoperative Morbidity After Neoadjuvant Radiochemotherapy And Total Mesorectal Excision?[J]. Surgery, 2013.

［76］ Rahbari N N, Weitz J, Hohenberger W, et al. Definition and Grading of Anastomotic Leakage Following Anterior Resection of the Rectum: A Proposal by the International Study Group of Rectal Cancer[J]. Surgery, 2009(3).

［77］ 黄乃健. 中国肛肠病学[M]. 济南:山东科学技术出版社, 1996.

第13章 肛肠专科技术及特色疗法操作规范

13.1 肛肠专科检查技术及操作规范

13.1.1 肛管直肠指诊

1. 适应证

适用于肛管直肠疾病的常规检查。

2. 检查方法

（1）患者取侧卧位、膝胸位、骑俯位等，并做深呼吸放松肛门。

（2）医生手戴手套，手指端涂适量润滑油剂，食指与肛门平面呈45°夹角，轻轻按揉肛缘。

（3）待患者肛门括约肌放松后，食指先向患者腹侧肚脐方向伸入。

（4）待通过肛管后再沿尾骨方向向上进入。

3. 注意事项

（1）检查前嘱患者排空大便。

（2）检查时动作应轻柔、细致、从下而上或从上而下，先健侧再患侧，凡手指所能触及的肛管直肠周壁均应触摸，以防遗漏病变。

（3）肛周触诊注意皮肤有无压痛、肿块、外口、索状物。

（4）肛内指诊注意有无压痛点、硬结、肿物、波动感等。

（5）注意变换体位以便触摸较高部位病灶，必要时可在争取患者的同意后行双合诊检查。

（6）指诊结束应注意指套有无血迹、脓性分泌物及其他异常，必要时行进一步检查。

（7）若患者疼痛、不适较重，应停止检查。

13.1.2　肛门镜检查

1. 适应证
适用于内痔、肛漏内口、肛乳头肥大、肛隐窝炎、直肠息肉等。

2. 检查方法
（1）患者取侧卧位、膝胸位、骑俯位等，并做深呼吸消除紧张情绪。

（2）注意镜筒与镜栓是否配套，然后在肛镜前部表面涂适量的润滑油剂。

（3）检查者手持镜柄，拇指紧顶镜栓，另一手协助牵开患者肛门，先使肛镜头部在肛缘做适当按揉，待肛门充分松弛后，镜筒先指向患者脐部，缓缓推压使肛镜进入肛管。

（4）当肛镜头部推入约4 cm，即到达肛管直肠环平面以上时，再将镜筒推向骶部，使其充分进入肛内。

（5）取出镜栓后，首先应观察取出的镜栓顶部有无脓液、血液、黏液等，然后边退镜、边观察肠腔情况，如有无脓血、充血、水肿、糜烂、溃疡、出血、肿物等。

3. 注意事项
（1）检查前应对患者做好解释工作，解除顾虑，取得配合。

（2）如进镜时患者痛苦较大，应立即停止，检查原因。

（3）观察时，光源要充足。

（4）退镜观察时，如需再进镜，应先放入镜栓，再推镜向上，或全退出后重新进镜，以免损伤组织。

（5）使用分叶肛镜，当叶片在肛内已张开时，注意不得闭合叶片，以免夹伤组织。

13.1.3　探针检查

1. 适应证
各种瘘管、窦道、脓肿的探查。

2. 检查方法
（1）根据肛瘘、肛周脓肿及窦道不同类型选择相应的探针进行检查。如直形瘘管或脓腔宜选用球头质硬探针；马蹄形瘘或脓腔宜选用软质探针；内盲瘘或脓腔宜选用钩形探针。

（2）探针检查时，一般肛瘘或脓肿先从外溃口插入，通过瘘管或脓腔经内口可进入肛管，食指要行直肠指诊的复合检查，当探针在管道内遇有阻力时切不可强行探入以防造成假道。内盲瘘或脓腔宜选用钩形探针，用肛门拉钩或斜口肛门镜显露齿线区可疑肛窦，用钩形探针检查以确定内口部位。

3. 注意事项

操作时应耐心、轻柔，禁用暴力，以免造成人工管道而将真正瘘管、脓腔和内口遗漏，给治疗造成困难。

13.1.4 电子结肠镜检查

1. 适应证

原因不明的便血、隐血、大便习惯、性状及形状改变，腹部及肛门不适者；慢性腹泻、里急后重、有黏液便者；结直肠异物；中老年人体检；结直肠病变组织取活检标本。

2. 检查方法

（1）患者取侧卧位，进镜前于肛管及肠镜管壁涂抹润滑剂。

（2）通过直肠后患者由左侧卧位转为仰卧位，镜端到达乙状结肠起始处，向右调整角度钮或顺时针旋转镜身60°～90°，再调整角度钮，向上使镜头对准乙状结肠起始弯曲处，缓缓插入，使其通过弯曲部而达移行部。

（3）循腔进镜通过降结肠到达脾曲，手握镜身做顺时针旋转，边转边退镜身，很快镜身袢就可消失，将镜身拉长。

（4）进脾曲时寻找横结肠的开口，通过横结肠及肝曲可采用"Γ"形转位法通过。

（5）只要通过肝曲，几乎都可通过升结肠达回盲部。到达回盲部后可从侧面观察到回盲瓣，且进镜对回肠末端进行观察。

（6）退镜观察：退镜时要慢，边退边看，上、下、左、右四壁均应仔细查视，选择摄影，必要时活体组织检查。

（7）总的原则是：循腔进镜，反复抽气，采用钩拉、旋镜、变换体位、防襻等方法。

3. 注意事项

（1）动作轻柔，循腔进镜。

（2）及时排除观察障碍因素。

（3）不可向肠腔内充入过多气体。

（4）取组织活检时避开血管，不可过深钳夹或撕拉肠壁组织，取活体组织后充分止血。

13.1.5　结肠传输试验

1. 适应证

慢性功能性便秘等的诊断。

2. 检查方法

（1）在连续3天不服用亦不使用任何能促进或延缓胃肠道功能药物及食物的基础上，最好自然排便后进行。

（2）检查日晨服入胶囊1粒，内装不透光标记物。

（3）胶囊融化后标记物散落于胃肠道中，每隔24 h摄站立位腹盆部平片1张，逐日观察标记物在肠道内移动及排出的情况，直至标记物全部排空为止。或72 h后摄站立位腹盆部平片1张，逐日观察标记物在肠道内移动及排出的情况。

3. 注意事项

（1）检查期间患者不可服用任何影响胃肠道功能的药物。

（2）患者检查前3天开始直至检查结束，每日饮食与平时保持一致。

（3）检查期间必须注意饮食卫生及冷暖，避免出现腹泻而影响结果。

（4）照片尺寸上应包括左膈，下应包括耻骨联合，以免遗漏位于结肠脾曲和直肠远端的标记物。

13.1.6　排粪造影检查

1. 适应证

肛直肠的功能性疾病，如直肠/直肠黏膜脱垂、直肠套叠、直肠前突、会阴下降综合征、盆底肌痉挛综合征等。

2. 检查方法

（1）查前清洁肠道，口服泻剂或清洁灌肠。

（2）检查时将75%硫酸钡悬液300 mL注入直肠内，令患者侧坐于可透X线的马桶上。

（3）在患者行排便过程中，分别摄取静息、提肛、力排及力排后的相片及黏膜相片，最后行正位相片。

（4）摄片范围包括骶尾骨、耻骨联合、肛门下缘。

13.1.7 肛管直肠腔内超声检查

1. 适应证

大肠肛门的肿瘤、肛门直肠周围的深部脓肿、肛瘘等病变。

2. 检查方法

（1）检查前患者排空大便，常规肛诊检查，了解有无肿块、出血、狭窄或肛门周围异常等。

（2）腔内探头套避孕套等后扎好，由探头的内孔注入生理盐水 30～50 mL 后抽吸，将套内气体排除，避孕套薄膜紧紧贴敷上晶体表面，套外涂用超声耦合剂。

（3）腔内直接探查：患者侧卧位、膝胸围等，在肛门充分松弛状态下，探头缓缓插入，其晶体面对耻骨联合（即前列腺的中位），插入深度一般为探头的顶端达到充盈膀胱的中部。探头的晶体与直肠壁可直接接触，随着探头手柄的转动，各方位直肠均可探查。

（4）腔内间接探查：插入直肠后，再从探头远端小孔注入 30～50 mL 生理盐水充满套内，使探头晶体通过水囊显示直肠壁各层组织结构，对直肠黏膜可获得更为清晰的图像。

注：其他类型设备，按说明书使用。

13.1.8 肛门直肠压力测定

1. 适应证

适用于便秘，大便失禁，药物、手术或生物反馈治疗前后评估。

2. 检查方法

（1）患者查前排空大小便，取侧卧屈膝位，检查者向患者解释检查过程，进行肛门指检。

（2）连接导管，打开灌注系统，排除气泡，检查灌注速率，启动软件。

（3）插管：润滑导管，按正确方向插管，插入至少 6 cm，受检前先适应 5～10 min。

（4）描记直肠基线。

（5）记录静息肛门括约肌压：采用定点牵拉法（1.0 cm/次），每隔20～30 s拉出1次。

（6）记录主动收缩压：将导管近端侧孔置于直肠（气囊位于直肠内），其余部分放置于高压带部分。让受检者使用最大力气收紧肛门，共3次，每次至少5 s，相隔2 min。

（7）检查RAIR：按每次增加10 mL梯度向直肠气囊内充气，3～5 s充完，然后抽出。正常实验顺序为10、20、30、40、50 mL，记录受检者感觉，并观察出现RAIR为止。

（8）检测感觉阈值：充气10 mL后，不再抽气。此后，每隔30 s向气囊内缓慢充气10 mL，气囊内气体不超过180 mL。每次询问受检者感觉，记录直肠牵张的最初感觉容量，持续时间和最大耐受容量，从而了解直肠壁的顺应性。

注：其他类型设备，按说明书使用。

13.2　肛肠专科疗法及操作规范

13.2.1　肛肠科术后换药操作规程

1. 适应证

肛肠疾病术后。

2. 操作规程

（1）术后1～2日，创面污染不严重者，清洗后仅更换外层敷料即可，创面所覆盖的止血辅料不要硬性撕揭，以防损伤出血。

（2）创面肉芽新鲜，分泌物不多者，一般可用马应龙麝香痔疮膏、肛泰软膏、龙珠软膏、普济痔疮栓、麝香痔疮栓等换药。

（3）高位复杂肛瘘切开挂线术后，创口一般比较深广，创面底部或腔道易积留污物，换药时应用生理盐水、复方黄柏涂剂、复方荆芥熏洗剂、金玄痔科熏洗剂等冲洗，将污物从创口内彻底清除，并经常检查有无残留死腔或引流不畅等情况，一旦发现，应及时给予相应处理。

（4）创面组织肿胀、坏死，脓性分泌物多，并伴有恶臭者，除用上法冲洗外，必要时用双氧水洗擦，必要时进行扩创或修剪。

（5）如肉芽不鲜、生长缓慢、久不愈合，需要胃肠镜、结核杆菌、内分泌等相关检查，以排除炎性肠病、结核菌素感染、肿瘤及放化疗后状态、糖尿病、风湿病、血液病、自身免疫性疾病等。

13.2.2 肛肠科拆线操作规程

1. 适应证

肛肠疾病手术过程中有非可吸收线缝合者。

2. 操作规程

（1）一般内痔结扎后，2周内大部分内痔结扎线即随痔坏死组织一并脱落，但有些病例2周后仍未脱线，此时不应强行拆除，应轻柔插入肛镜，在直视下拆除之。

（2）肛门部无菌手术切口全层缝合者，一般术后7～14天左右拆线；小儿手术，拆线时间可提前；如污染创口，为使创腔缩小仅一时性缝闭，术后仍使创口开放者，或创口感染时可3天左右拆线或间断拆线。

（3）腹部切口的拆线，一期愈合者，7天左右拆线，感染创口，应提前间断拆线；年老体弱或创口愈合不佳者，拆线后可继续应用腹带。

13.2.3 智能肛周熏洗仪操作规程

1. 适应证

适用于肛肠疾病术后处理、便秘的治疗、预防保健。

2. 操作规程

（1）检查仪器安全，打开电源开关。

（2）病人裸露臀部坐在仪器坐垫上。

（3）进行药物蒸汽熏蒸，雾化器产生中药雾化药汽，可对肛周伤口部位进行熏蒸。

（4）对肛周进行药液冲洗，经仪器加热保温后的药液进入喷头，呈发散状喷洒到肛周伤口部位。

（5）输出温度可控的热风，以进行烘干热疗。治疗过程中，可选择臭氧等治疗功能，以增加杀菌消炎效果。

注：其他类型设备，按说明书使用。

13.2.4　大肠水疗仪操作规程

1. 适应证
适用于急性粪石阻塞、便秘、腹胀、结肠镜检查前或术前准备、保健等。

2. 操作规程
（1）经肛门镜将肛管缓慢插入肛门8～10 cm,连接进水和出水管与洗肠机。将水温控制在36～38 ℃,水压控制在1～2 kPa,打开洗肠机注温水。

（2）小剂量低压力的多次灌洗:压力低于1.0 kPa,水量不超过500 mL时则开启排水阀,排出灌洗液、气体和粪块;一般灌注800～1200 mL,观察排出液中无粪块后可进行大剂量的灌洗。

（3）灌注按摩:采用适当的腹部按摩技术,患者有中等程度便意感后停止灌注,用手从左下腹开始,垂直于结肠沿着与结肠走行方向进行按摩,并逐渐向上段结肠推进,按照逆时针方向进行,直到回盲部。重复上述动作,一般按摩2～3次。

（4）低流速、缓慢大剂量灌注:患者有较强便意感时停止灌注,嘱患者适当控制排液,做深呼吸,通过腹肌和膈肌收缩运动,带动结肠运动,开启排液阀,排出洗肠液;如此反复灌注、排液,直至排出液较清澈透明为止;拔出肛管,整个过程45～60 min。

注:其他类型设备,按说明书使用。

13.2.5　生物反馈治疗操作规程

1. 适应证
适用于便秘、大便失禁等。

2. 操作规程
（1）向患者详细讲解人体结肠、直肠、肛门和盆底肌的正常解剖和生理功能,讲解正常排便的机制;还向患者讲清楚生物反馈治疗的机理和目的以及生物反馈仪器的使用。

（2）将治疗仪与患者连接好后,安排患者坐或躺在治疗仪和治疗师的右侧,面对治疗仪和治疗师;向患者讲清楚仪器上所显示的曲线的意义,并指出患者在静息、屏气和用力排便时的异常所在。

（3）耐心告诉患者如何调控括约肌的舒缩,鼓励患者尝试,患者的每一次尝试都会在仪器上显示,一旦有正确的活动,仪器便会以悦耳的声音和动感的图像刺激患者,治疗师亦会给予鼓励。

（4）患者在无治疗师帮助的情况下,面对仪器自行练习,直至连续三次正常排便出现为止。

注:其他类型设备,按说明书使用。

13.2.6　负压吸引套扎术操作规程

1. 适应证

适用于Ⅱ期及以上内痔,Ⅰ、Ⅱ度直肠黏膜脱垂,低位直肠息肉等。

2. 操作规程

（1）取膝胸位、侧卧位或截石位,术野常规消毒。插入肛窥器,消毒直肠肛管,显露齿状线和内痔块。

（2）经肛窥器置入枪管并对准目标,在负压抽吸下组织被吸入枪管内。当负压值达到 $-0.08 \sim -0.1$ MPa,转动绕线轮。

（3）准确转动绕线轮360°,释放胶圈。打开负压释放开关,释放被套扎的组织。

注:其他类型设备,按说明书使用。

13.2.7　肛肠综合治疗仪操作规程

1. 适应证

适用于各期内痔、外痔、混合痔、直肠息肉、肛裂、肛乳头肥大等肛肠疾病的治疗。

2. 原理及操作规程

（1）肛肠综合治疗仪采用高频电容场HCPT专利技术,做到仪器、电极、痔核组织的三者最佳匹配,在最短时间内(3～5 s)达到治疗部位组织坏死、干结、继而脱落。

（2）利用内源性热原理,做到温度可控性好、痔核升温局限性强、定向性准,以满足钳夹痔核组织与周围正常组织的明显温差界限要求,保护正常组织。

（3）利用自动化控制技术,在钳夹痔核组织达到治疗目的时能自动报警,自动断电,确保安全有效,满足临床医生的操作要求。

注:其他类型设备,按说明书使用。

13.3 特色疗法及操作规范

13.3.1 熏洗坐浴法

1. 熏洗坐浴疗法治疗炎肿性肛肠病

(1) 适应证:炎性外痔、血栓性外痔、混合痔外痔水肿、嵌顿痔、肛裂并感染、肛瘘急慢性期等。

(2) 常用方剂:复方黄柏涂剂、复方荆芥熏洗剂、金玄痔科熏洗剂等。

(3) 使用方法:将上述药物置盆中,加入热水或加水 5000 mL 煎煮 10 min,将药盆置放在特制坐浴架上,让病人显露肛门患处,先熏蒸,待药液不烫手时再坐浴淋洗,每次 15~30 min 不等,每日 1~2 次。

2. 洗搽疗法治疗瘙痒性肛门病

(1) 适应证:肛门湿疹、肛门瘙痒症等。

(2) 常用方剂举例:复方黄柏涂剂、苦参汤、硝矾散等。

(3) 使用方法:先将上述药物用开水冲化,待药液冷后再外洗肛门患处 10~20 min,然后用氧化锌软膏、湿疹散等适量均匀搽涂在肛门患处。每日治疗 1~2 次。

13.3.2 外敷法

1. 中药药膏外涂治疗肿痛及出血性肛肠病

(1) 适应证:炎性外痔、血栓性外痔、混合痔外痔水肿、嵌顿痔、内痔出血、肛裂等。

(2) 常用方剂:九华膏、多黏菌素B软膏、京万红软膏等。

(3) 使用方法:上述药物适量涂于肛门患处,再将外周掺涂均匀九华膏和适量云南白药或血竭粉的棉球(约 2.5 cm×1 cm×1 cm 大小)纳入肛内,无菌纱布包扎固定,每日用药 1~2 次。

2. 中药生肌玉红油纱条用于术后换药

(1) 适应证:肛瘘、肛周脓肿术后中、后期,脓液将尽或分泌物较少时。

（2）药物组成：当归、白蜡各 60 g，白芷 15 g，轻粉、血竭各 12 g，紫草 6 g，甘草 36 g，麻油 500 g。

（3）使用方法：先将当归、白芷、紫草、甘草 4 味，入油内浸 3 天，然后文火熬枯去渣，次加入白蜡化开，待油温后，再加入血竭、轻粉搅匀，冷后即凝成膏。同时可根据创口大小制成大小不等的纱布条，涂匀药膏后高压灭菌备用。

3. 中药大黄油纱条用于术后换药

（1）适应证：肛瘘、肛周脓肿术后初期，脓液或分泌物较多者。

（2）药物组成：生大黄 100 g。

（3）使用方法：加水 300 mL，煮沸 20 min 后过滤，加水再煮沸 15 min 过滤，将两次过滤的大黄液浓缩至 100 mL，即成为 100％ 的大黄煎出液。每 100 g 凡士林加 30 mL 大黄煎出液，即成 30％ 的大黄膏。将大黄膏用纱布包好，经高压灭菌制成大黄油纱条备用。

13.3.3　针灸疗法

1. 针灸疗法治疗肛肠病术后急性尿潴留

（1）取穴：中极、水道（双）、阴陵泉（双）、三阴交（双）、太溪（双）。

（2）操作规程：选用 1.5～2 寸毫针；中极穴斜刺 1 寸，水道穴平刺 1～1.5 寸，并快速捻转行针，使针感传至会阴部，从而使患者产生尿意；三阴交和太溪直刺 1.5～2 寸，均用泻法，然后连接电针治疗仪，负极连接水道穴，正极连接阴陵泉，用疏密波，留针 20 min。同时还可加用艾条灸关元穴 20 min。

2. 针刺治疗肛肠病术后排尿障碍

（1）取穴：中极、关元、水道（双）、三阴交（双）。

（2）操作规程：嘱患者平卧，关元在脐下 3 寸（同身寸）取穴，斜刺 1 寸（约为 3.3 cm）左右；中极在脐下 4 寸取穴，斜刺 1 寸左右；水道在关元穴旁开 2 寸取穴，斜刺 1 寸左右；三阴交在内踝上 3 寸，胫骨内侧面后缘取穴，直刺 1 寸左右。各穴位均采用平补平泻，每 5 min 行针一次，留针 30 min。

3. 针灸治疗肛肠病术后肠胀气及胃肠功能障碍

（1）取穴：中脘、曲池、足三里（双）、上巨虚（双）、丰隆（双）。

（2）操作规程：选用 1～2 寸毫针针刺，平补平泻，留针 20 min，同时可连接电针治疗仪，负极连接中脘穴，正极连接足三里，采用疏密波，留针 20～30 min。

13.3.4　药物滴注灌肠法治疗肛门肿胀、下坠不适

1. 基本药物

复方黄柏涂剂,中医辨证论治方药如:生蒲黄45 g、菊花45 g、黄连30 g、白芨30 g、马齿苋15 g。以上药物常规水煎再浓缩至200 mL,分两次备用。

2. 操作规程

(1) 晚睡前嘱患者排空大便,取头低臀高侧卧位,臀部抬高10 cm或膝胸位。

(2) 将滴注灌肠器导管轻轻插至肛内2~4 cm,再将38~40 ℃的药物100 mL在15 min内均匀缓慢滴注灌入直肠内。

(3) 灌药完成后继续保持体位20~30 min。

(4) 乙状结肠或以上者置管约8 cm,灌药后,膝胸卧位15 min,左侧卧位30 min,右侧卧位30 min,使药液保留4 h以上。若很快排出,半小时后再重灌1次。

(5) 治疗时间:每晚1次,10次为1疗程。

13.3.5　内痔硬化剂注射疗法

1. 适应证

Ⅰ、Ⅱ、Ⅲ度内痔;内痔兼有贫血者;混合痔的内痔部分。

2. 常用药物

消痔灵注射液、聚多卡醇注射液、15%氯化钠溶液、50%葡萄糖溶液、5%石碳酸杏仁油和95%乙醇。

3. 操作规程

(1) 痔上动脉的右前、右后和左侧支周围的注射:先在直肠上动脉右前分支的痔核上极进针到黏膜下层深部后注药,边退针边注药;左侧、右后痔核上极分别注药。

(2) 痔的黏膜下层和黏膜固有层注射:先在右前痔核中心进针,针尖触及肌层时,针尖有肌性抵抗感,稍抬起针尖,切勿刺入肌层,开始注药。注药量稍大于原来痔核的体积;然后缓慢退针,到黏膜固有层的过程中再注药,药量是第二步的1/3;同法注射右后、左侧痔核。

（3）窦状静脉区即痔核下极的注射：先在右前痔核下极的齿状线上方0.1 cm处进针，针尖进入黏膜下层最深部，再边退针边注药；同法注射右后和左侧。

4. 注意事项

（1）注射前排净大便，清洗肛周。

（2）注射结束后用手指反复揉压注药部位，使药液均匀散开，泡沫剂型除外。

（3）注意注射部位过浅可引起黏膜溃烂，过深则易引起肌层组织发生硬化。

（4）注射后当天避免过多活动，并控制排便1～2日，3日后应保持大便通畅。

（5）应用适当抗生素预防感染；必要时2周后再重复注药一次。

13.3.6　铜离子治疗

1. 适应证

内痔、合并内痔的混合痔。

2. 操作规程

（1）肛门镜插入肛门，确认出血及脱出的痔核，碘附棉球常规肠腔消毒。

（2）使用刀片将4组铜针已氧化的表面部分刮除干净，显露未氧化的亮黄色铜针。

（3）将4组铜针以反喇叭口方向分别刺入内痔区，深约15 mm，棉球按压铜针刺入处。

（4）按照仪器自动设置好的参数治疗280 s后，取下铜针，棉球按压针眼处以防止铜离子液体溢出。

（5）再次使用刀片刮除4组治疗后的铜针氧化层，显露亮黄色的铜针。

（6）再次将4组铜针以反喇叭口方向分别刺入内痔区，深约15 mm，棉球按压铜针刺入处。

（7）重复第（2）至第（4）步，视内痔的严重程度，一般一次手术中治疗3次，脱出严重时可以治疗5～6次。

（8）检查有无出血。

（9）放入止痛药等药物。

（10）放入止血敷料，取出肛门镜。

3. 注意事项

（1）铜离子治疗前必须将铜针已氧化部分刮除干净，显露未氧化的亮黄色铜针；治疗后再次治疗前需再次将铜针刮除干净，显露成亮黄色的铜针以利于铜离子脱离铜针。

（2）铜针刺入痔核时尽量不在同一平面上针刺，且与肛管呈45°角斜刺入痔核明显处（向肌层刺入），防止平行黏膜下层穿透近端侧直肠黏膜。

（3）电极刺入方向应向肠壁，深达肌层；不要停留在黏膜或黏膜下层。

（4）在四个电极中央放约2×2 cm大小棉球，以便固定铜针防止针眼出血及铜离子液体溢出。

（5）针眼出血时可用正负电极套住出血针眼刺入并通电治疗。

（6）拔出铜针要领：两位医生配合操作，助手右手保持肛门镜不动，左手持铜针使铜针位置不变动，以免铜针划破黏膜造成医源性损伤；术者左手用止血钳向肠腔方向按压准备拔掉的铜针根部，右手持一个铜针手柄沿进针方向反向拔出，防止拔除过程中因铜针与痔组织黏合紧密再次造成组织撕拉损伤。为防止因针眼出血使治疗区中铜离子自针眼流出而影响疗效，应该用棉球压住针眼。如发生活动性出血，应用血管钳夹持后电刀接触血管钳止血。

（7）再次针刺要领：虽然不会出现连续创面，但操作不当，也会形成较大溃疡面，避免这一后果的办法就是不在同一针眼连续针刺，对于较大的痔区可以同时治疗4~5次。

附　　录

附录1　安徽省肛肠质量控制中心章程(试行)

第一章　总　　则

第一条　为全面提高安徽省肛肠管理水平和质控能力,有效发挥肛肠在医疗质量体系中的独特优势,不断完善肛肠专业医疗质量管控体系,依据《执业医师法》《医疗机构管理条例》《医疗质量管理办法》《医疗技术临床应用管理办法》《医疗质量控制中心管理办法》等有关规定,制定本章程。

第二条　安徽省肛肠质量控制中心(简称"安徽省肛肠质控中心")负责全省肛肠医疗质量控制管理及监控工作,旨在推动全省肛肠质量控制规范化、标准化、科学化、系统化,为全省肛肠科振兴发展提供有力保障。

第三条　安徽省肛肠质控中心充分发挥所在医疗机构肛肠科特色和优势,协助各级卫生健康行政部门为建立全省肛肠质量控制网络提供业务指导。

第四条　安徽省肛肠质控中心组织学习国家有关肛肠质量控制管理的法律、法规、部门规章、技术规范、指南和标准。负责对各级医疗机构肛肠质量管理工作进行调研,并积极开展肛肠质量控制实施工作。

第五条　安徽省肛肠质控中心承担的肛肠质量控制工作,主要涉及影响医疗质量的肛肠信息的收集、统计、分析和评价等相关工作。

第六条　组织学习和推广国内外本专业的适宜新技术、新方法。

第七条　定期向卫生健康行政部门报告本专业质控情况、存在问题、对策、意见和建议。

第八条　完成安徽省卫健委及挂靠医院交办的其他工作。

第二章　组织机构

第九条　安徽省肛肠质控中心受安徽省卫生健康委领导,挂靠在中国科学技术大学附属第一医院(安徽省立医院)。

第十条 安徽省肛肠质控中心主任由挂靠单位提出人选并报安徽省卫生健康委批准担任。副主任人选由主任提名,由各地市肛肠质控中心负责人或省级三甲医院肛肠科主任、副主任担任。常务委员由各地市肛肠质控中心负责人或省市级三级医院肛肠科主任、副主任组成。

第十一条 全省各地市成立市级肛肠质量控制中心,受市卫生健康委领导,在安徽省肛肠质控中心指导下开展本行政区域内医疗机构的肛肠质量控制工作。

第十二条 安徽省肛肠质控中心主任报卫生健康行政部门审核同意后聘任,每届任期4年,一般连任不超过两届,因工作需要离开岗位的,经审批可予以替换。其他人员由主任提名,所在地市或医院推荐,质控中心审核,并报省卫生健康行政部门备案。

第十三条 安徽省肛肠质控中心设立专家委员会,由省内高级职称肛肠专家组成,充分发挥专家技术优势,开展业务咨询、培训授课和专业指导等。专家委员会组成经省卫生健康委审核同意后聘任,聘期同质控中心主任聘期。

第三章 工作职责

第十四条 安徽省肛肠质控中心工作职责。

1. 根据国家质控标准、指标体系和评估方法拟定本省实施方案,并予以实施。

2. 组织召开全省肛肠质控工作情况交流会和专家委员会会议,商讨肛肠质量控制持续改进方法,交流肛肠质控工作经验。

3. 指导下级质控中心肛肠质控工作,做好全省肛肠质控工作的实施和检查。

4. 定期对本省医疗机构进行肛肠工作质量考核,考核结果上报安徽省肛肠质控中心管理部门。

5. 对相关医疗机构落实质控整改意见的情况实施监控和指导。

6. 负责向安徽省肛肠质控中心管理部门上报年度工作计划及总结。

7. 开展全省各级医疗机构肛肠质量控制管理调研,逐步形成基于客观事实的信息和资料,为卫生健康行政部门决策提供科学依据。

8. 完成省卫生健康委交办的其他工作。

第十五条 安徽省肛肠质控中心各成员岗位职责,质控中心实行主任负责制。

1. 主任:在行政主管部门和挂靠单位领导下,全面负责全省肛肠质量控制的日常工作、组织制定、修订适应安徽省肛肠质控中心专业发展的各项制度职责、工作机制、发展规划、实施方案、信息反馈等,负责安徽省肛肠质控中心的监测和考核等工作。组织本质控中心成员贯彻执行医疗卫生有关法律法规、部门规章、技术规范、指南和标准。

(1)组织专家制定或修订肛肠质量管理制度、质控标准指标和评价方法、质控实施方案。

(2)负责安徽省肛肠信息的收集、统计、分析和评价,并对质控信息的真实性进行抽查复核。组织质控中心专家委员对全省三级医院进行肛肠质量督查和考核评价。

(3)组织学习和推广国内外本专业的适宜新概念、新技术、新方法。

(4)定期向卫生行政部门报告本专业质控情况、存在问题、对策、意见和建议。

(5)完成省卫生健康委及挂靠医院交办的其他工作。

2.副主任:协助主任开展日常工作,并在主任的工作安排下,开展区域性的肛肠质量控制工作。

3.成员:在主任、副主任的领导下工作。参与制定肛肠质量控制发展规划及年度工作计划并实施;参与制定或修订肛肠质量控制管理制度、质控标准和方案实施等;参与全省医疗机构肛肠质量评价工作;参与专项、专题调研,并提出合理改进措施和建议;参与全省肛肠人员业务培训、承担授课任务、学术交流等工作;协助质控中心做好年度总结,对质控中心工作提出意见和建议;完成主任、副主任交办的其他工作。

4.质控中心秘书:在主任、副主任等领导下落实和执行肛肠质量控制各项具体工作。负责安徽省肛肠医疗质量中心制度和文件等起草、制定、登记和存档工作;负责起草质控中心工作制度和职责;负责起草安徽省肛肠医疗质量的相关标准,协助组织、参与质量标准的督导检查、评价、反馈等工作;负责安徽省肛肠医疗质量信息资料的收集、分析、汇总、汇报工作;负责筹备各类会议,做好有关记录及资料整理;负责受理各级医疗机构业务咨询并及时向质控中心主任汇报。

第十六条　安徽省肛肠质控中心专家委员会工作职责。

充分发挥专家的经验和技术优势,开展肛肠医疗质量、相关法律法规、医疗技术提高等业务咨询,定期给予有关肛肠临床管理和质量评价等培训授课和专业指导。参与肛肠专项检查和质量评判工作。

第四章　质控实施

第十七条　安徽省肛肠质控中心严格按照《执业医师法》《医疗机构管理条

例》《医疗质量管理办法》《医疗技术临床应用管理办法》《医疗质量控制中心管理办法》等法律、法规和各级卫生行政管理部门要求,积极开展全省肛肠诊疗技术规范、指南和标准的制定,质控计划、标准和程序的实施;质控网络,维护信息资料数据库;组织培训、学习和推广适宜新概念、新技术、新方法;设置规划、布局、基本建设标准、相关技术、设备的应用等工作进行调研和论证,为卫生健康行政部门决策提供依据等全链条质量控制工作。

第十八条 按照省卫生健康委相关部署,定期进行全省各级医疗机构肛肠工作质量考核,考核频次每年不少于1次,科学、客观、公正地出具肛肠质量控制报告。质控报告要告知医疗卫生机构,同时书面报卫生健康行政部门。

第十九条 每年举办不少于1次的全省肛肠质量控制座谈会或学术会,反馈肛肠质量抽查情况。同时对全省各级从业人员进行业务培训,提高全省各级医疗机构肛肠质量水平。

第二十条 安徽省肛肠质控中心按照主管部门要求严格执行经费财务管理制度,设立专项经费,专人管理、专款专用,用于保障日常调研、办公、会议、质控、检查等工作所发生的直接费用开支。

第二十一条 安徽省肛肠质控报告由质控中心妥善保存,保存期限为四年。质控报告应作为卫生健康部门医疗质量安全管理及医疗卫生机构评审、评价、监督、检查等工作的重要依据。

第五章 附 则

第二十二条 本章程由安徽省卫生健康委负责解释。

第二十三条 本章程自公布之日起施行。

附录2 安徽省肛肠质量控制管理规范细则

为加强全省医疗机构肛肠专业管理,不断提高全省肛肠服务水平,提升肛肠医疗质量,促进合理诊疗流程,保障医疗安全和医疗质量。根据《执业医师法》《医疗机构管理条例》《医疗质量管理办法》《医疗技术临床应用管理办法》等有关法律、法规,切实加强肛肠诊疗技术规范、指南和标准的制定,质控计划、标准和程序的实施;质控网络,维护信息资料数据库;组织培训、学习和推广适宜新技术、新方法;设置规划、布局、基本建设标准、相关技术、设备的应用等工作进行调研和论证,为卫生行政部门决策提供依据等全过程质量管理,保证肛肠医疗质量,更好地服务患者,现拟定《安徽省医疗机构肛肠质量管理实施细则》。

第一章　总　则

第一条　为加强医疗机构肛肠专业管理,保障诊疗安全、有效,根据《执业医师法》《医疗机构管理条例》《医疗质量管理办法》《医疗技术临床应用管理办法》等法律、法规的有关规定,制定本实施细则。

第二条　本细则适用于各级各类医疗机构肛肠专业科室设置及队伍建设、科室管理等工作的调研和论证。

第三条　县级以上卫生行政部门负责本行政区域内医院的肛肠质控管理工作。

第四条　医院的肛肠质量管理由本单位法定代表人全面负责。

第五条　肛肠质量管理应当以医疗质量管理为核心,制定严格的规章制度,实行岗位责任制。

第六条　医院应成立肛肠质控小组,建立健全工作质量标准与考评办法及相关的工作制度。

第七条　综合性医院、中西医结合医院、中医医院、专科医院以肛肠疾病诊疗为特色的科室,参照本细则进行建设和管理。

第二章　基本条件

第八条　肛肠科应具备与医院级别、科室功能相适应的场所、设施、设备、药品和技术力量,以保障肛肠疾病诊疗工作有效开展。

第九条　肛肠科应独立开设门诊,有条件的可开设病房,有急症处理能力的可以开设急诊。

第十条　肛肠科应设置候诊区、诊室、并设独立的检查、治疗区、门诊或日间或常规手术室,应有与手术前准备及手术后处理相适应的处置场所,各区域布局合理,就诊流程便捷,并有良好的私密性以保护患者隐私。

肛肠科应有良好的就诊环境,格局和设施符合医院感染管理的要求,无菌区、有菌区标识明确,医疗器械消毒、医疗垃圾分类符合医院感染管理要求。

肛肠科病房应根据功能和任务需要设立治疗室、换药室、处置室、监护室或抢救室等,有消毒隔离设施,布局合理,便于使用。有条件的可以设置熏洗室、结肠水疗室、综合治疗室等。

第十一条　肛肠科应根据医疗需要及其工作量,有病房的科室应根据床位数,合理配备不同类别与数量的专业技术人员。

第十二条　肛肠科设备设施配置,应与医院级别、科室功能相适应,在配备基本诊疗设备的同时,配备直肠腔内彩超、肛门直肠测压仪、电子肛门直肠镜、电子乙状结肠镜、铜离子治疗仪、结肠灌洗仪、熏洗设备、红外线治疗仪、生物反馈仪等有助提高诊疗水平的设备。

设置患者独立治疗空间的,应当配备应急呼叫装置、消毒设备等。

第十三条 肛肠科应建立健全并严格执行各项规章制度、岗位职责、诊疗规范与技术操作规程,保证医疗质量及医疗安全。

根据本科室情况,建立专科检查、内镜、熏洗、敷药、塞药、灌肠、结扎、药物注射、铜离子治疗、切开、挂线等肛肠科常用诊疗技术及相关管理制度。

第三章 人员队伍

第十四条 肛肠科执业医师建议由西医执业医师和中医执业医师共同组成,并根据工作需要配备其他类别的执业医师。

第十五条 肛肠科具备高级、中级、初级专业技术职务任职资格的人员比例应合理,年龄构成基本均衡。对于本科室的优势病种和主要病种,均有连续的人才梯队。

第十六条 肛肠科医生应接受过肛肠科专业训练,掌握肛肠病学的基本理论、基础知识和基本操作技能。

住院医师经规范化培训后应熟练掌握本科室常见病种的诊断标准,掌握本科主要病种诊疗方案(规范、指南)和基本诊疗技能,掌握肛肠科常用诊疗技术及特色疗法的操作。具备独立处理肛肠科常见急症、肛肠科常见术后并发症的能力。

主治医师应在达到住院医师基本要求基础上,对部分病种具有较高的诊疗水平。熟练掌握肛肠科常用诊疗技术,对临床常见的疑难病形成系统的诊疗思路,积累相当的诊疗经验,并能指导下级医师开展诊疗工作。

副主任及以上医师应在达到主治医师基本要求基础上,具有较高的理论素养与丰富的实践经验,具备对少见肛肠疾病的诊疗和处理疑难、危重肛肠疾病的能力。具备对本科室重要诊疗方案作出最终决策的能力。

第十七条 肛肠科住院医师应在完成规范化培训中的专科培训后,在上级医师指导下,重点培训常见肛肠病的诊断标准、本科主要病种的诊疗方案(规范、指南)和基本诊疗方法及肛肠科常用诊疗技术的操作。

住院医师、主治医师应在三级医院进修相关专业半年及以上,取得合格证书。并主要通过外出参观学习、进修、跟师学习、参与课题研究等方式,重点培训疑难病的诊疗技术方法、新技术、新方法、专家的学术经验等,明确个人专业发展方向,具有一项以上专业特长,掌握一项以上特色技术。

副主任医师及以上人员主要通过专家专题讲座、疑难会诊讨论、参加高级研修班、主持和参与课题研究、参加学术会议、出国考察培训等方式，重点培训少见肛肠病和疑难、危重肛肠病的诊疗技术方法，肛肠科学术动向，肛肠病学新进展。

第十八条　肛肠科主任应具有从事肛肠科专业8年以上工作经验并具有一定的行政管理能力。二级医院肛肠科主任应由具备中级及以上专业技术职务任职资格的执业医师，或系统接受过肛肠专业培训2年以上的执业医师担任。三级医院肛肠科主任应由具备高级专业技术职务任职资格的执业医师，或系统接受过肛肠专业2年以上并在中华核心期刊或SCI发表文章的执业医师担任。

第十九条　肛肠科执业医师人数在10人以上的，应建立学术带头人制度。

学术带头人作为本科室的学术权威，应在专业领域有一定学术地位，具有高级专业技术职务任职资格，从事中医肛肠专业临床工作20年以上。学术带头人负责本科室肛肠学术传承和创新，负责组织研究确定发展方向与发展规划，组织制定与实施重点项目。

第二十条　肛肠科的学术继承人，应有从事肛肠专业10年以上的工作经历，二级医院肛肠科学术继承人应具有中级及以上专业技术职务任职资格，三级医院肛肠科学术继承人应具有高级专业技术职务任职资格或2篇及以上中华核心期刊及SCI论文。

学术继承人培养应充分利用本科室、本院以及本地区的资源，通过跟师学习、进修、学术交流等方式，着重进行理论素养、诊疗技术、专家学术经验、肛肠病学新进展等方面的培训。

第二十一条　肛肠科应做好本科室专家学术经验继承，采取师带徒、名医讲堂、专家工作室等方式，整理、传承专家的学术经验。

第二十二条　肛肠科护理人员应系统接受肛肠专业知识与技能培训，三年内肛肠专业知识与技能培训时间不少于100学时。

第二十三条　肛肠科护理人员应经规范化培训合格，掌握肛肠科常见疾病的基本知识，掌握肛肠科常见病、多发病的基本护理知识和方法，掌握肛肠科护理常规的熏洗、灌肠等肛肠科特色护理技术规程，掌握患者的术前准备、术后处理的护理技能，定期接受护理技能的再培训，能为病人提供具有专科特色的肛肠病康复和健康指导。

第二十四条　肛肠科护士长是肛肠科护理质量的第一责任人，二级医院肛肠科护士长应具备护师以上专业技术职务任职资格、具有1年以上肛肠科临床护理工作经验，三级医院肛肠科护士长应具备主管护师以上专业技术职务任职资格、具有2年以上肛肠科临床护理工作经验。

第二十五条 鼓励应用循证医学方法和中医药方法,促进诊疗水平的提高。科室应设年终考核制度,实行上级医师对下级医师的逐级考核:包括专科知识、操作技能等。对副主任医师以上职称的医生要求每年完成给下级医生的专业相关内容授课20课时。

第四章 服务技术

第二十六条 肛肠科应注重继承发扬传统诊疗技术,在保证医疗安全和患者利益的前提下,积极探索诊疗新理论、新技术、新方法。

第二十七条 肛肠科应具备常见、多发肛肠病的诊治能力。二级医院应能开展内痔、外痔、混合痔、肛裂、肛周脓肿、肛瘘(低位)、直肠黏膜脱垂、肛窦炎、血栓性外痔、肛乳头瘤、便秘、肛周湿疹等肛肠病的诊疗。三级医院应当在能开展内痔、外痔、环状混合痔、肛裂、肛周脓肿、肛瘘(复杂)、直肠黏膜脱垂、肛窦炎、血栓性外痔、肛乳头瘤、肛周湿疹等肛肠病的诊疗基础上,开展直肠脱垂、藏毛窦、肛门失禁、肛门直肠狭窄、骶尾会阴部良性肿瘤、骶前良性肿瘤、肠易激综合征、出口梗阻型便秘(直肠前突、盆底肌痉挛综合征、会阴下降综合征)、便血(下消化道出血)、炎症性肠病、肠道息肉、结直肠肿瘤等肛肠科疑难急危疾病及合并有基础疾病(贫血、高血压、糖尿病等)的诊疗工作。

第二十八条 肛肠科应开展熏洗、塞药、灌肠等专科特色服务项目,能够开展结扎、药物注射、铜离子等特色手术项目。

第二十九条 肛肠科应制定常见肛肠病及本科室重点病种的诊疗方案(规范、指南),诊疗方案应包括规范的病名、诊断、治疗、难点分析、疗效评价等。难点指临床上需要解决的有针对性的实际问题,通过科室组织讨论、文献查询等寻找解决的可能。要定期对诊疗方案实施情况进行分析、总结及评估,以提高临床疗效为目的,不断优化诊疗方案(规范、指南)。

第三十条 肛肠科开展临床路径管理工作,定期对临床路径实施情况进行分析,不断完善和改进。肛肠科实行临床路径管理的病种数不少于2个,逐步实现临床路径管理与电子病历系统相衔接。定期开展医务人员临床路径方案的培训,肛肠科医师应掌握本专科常见病及优势病种临床路径。临床路径和诊疗方案在临床中得到应用,定期开展临床路径实施过程和效果评价,有关键环节质量控制保障,提出完善和改进路径标准的建议,不断扩大临床路径覆盖面。

第三十一条 不断提高诊疗水平。上级医师正确指导下级医师进行临床诊治工作。手术病例能正确配合使用专科药物、技术治疗。及时开展病例讨论,提高诊治急危重症、疑难病的水平。

第三十二条 肛肠科应根据发展方向和建设规划，注重引进吸收新的诊疗技术，并以临床为基础、疗效为核心，在理论、技术方法、药物研发等方面积极探索，大胆创新。对于本科长期应用、疗效显著的疗法及时进行总结、有条件时可进一步开发、推广。

第五章　环境形象

第三十三条 肛肠科应根据本单位和本科室实际情况，在环境形象上注重体现专科文化。

第三十四条 肛肠科环境形象建设的重点应包括门诊走廊和候诊区、病房走廊、换药室等区域。

第三十五条 肛肠科的环境形象建设，应通过内部装饰，重点传播防治肛肠病的理念，宣传防治肛肠病的知识，介绍防治肛肠病的方法及专家特长，彰显本科室防治肛肠病的特色和优势，营造良好的专科文化氛围。

宣传知识、介绍方法和彰显特色的具体内容，应依据病种的变化而及时调整。

第三十六条 肛肠科的内部装饰，根据不同的区域、内容，可以采用有关名医名言警句的书画作品、肛肠科历史人物和本科室名医塑像或照片、招贴画、橱窗展柜、实物、触摸屏、视频网络、宣传折页等方法。介绍肛肠常见病预防、保健、诊断、治疗、手术方式等基本知识。肛肠科病房应通过广播、板报、分发健康手册等形式宣传肛肠疾病围手术期治疗方法及患者围手术期生活指南。

第六章　患者安全

第三十七条 确立查对制度，识别患者身份，对就诊患者实行唯一标识（医保卡、身份证号码、病历号等）管理。严格执行"查对制度"，至少同时使用姓名、年龄等两项项目核对患者身份，确保对正确的患者实施正确的操作。完善关键流程（急诊、病房、手术室、重症医学科之间流程）的患者识别措施，健全转科交接登记制度。使用"腕带"作为识别住院患者身份的标识。

第三十八条 在住院患者的常规诊疗活动中，以电子医嘱系统或书面方式下达医嘱。在实施紧急抢救的情况下，必要时可口头下达临时医嘱；护理人员应对口头临时医嘱完整重述确认。在执行时双人核查，事后及时补录。

第三十九条 有手术安全核查管理制度，防止手术患者、手术部位及术式发生错误。建立手术安全核查管理制度与工作流程。建立手术部位识别标识制度与可执行的工作流程，对涉及有双侧、多重结构（病灶部位）、多平面部位的手术时，对手术侧或部位有规范统一的标记制度，制度中对标记方法、标记颜色、标记实施者及患者参与等有统一明确的规定。

第四十条 有临床"危急值"管理制度,妥善处理医疗安全(不良)事件。根据医院实际情况确定"危急值"项目,建立"危急值"管理制度与工作流程。接到"危急值"报告的医护人员,应记录患者识别信息、"危急值"内容和报告者的信息,复核确认无误后,及时向经治或值班医师报告,并做好记录;医师接获"危急值"报告后应及时处置、追踪并记录。信息系统能自动识别、提示"危急值"。

第四十一条 有主动报告医疗安全(不良)事件的制度和工作流程。按照医疗安全(不良)事件发生后果的严重程度实施分级管理。

第四十二条 制定患者跌倒、坠床等意外事件报告制度、处理预案和工作流程。有压疮风险评估与报告制度,有压疮诊疗及护理规范。

第四十三条 有医院感染综合性监测制度,年度医院感染发病率低于8%,并有总结分析。临床科室院感活动小组应开展医院感染活动,有院感病例登记和讨论记录。及时发现处置医院感染爆发或聚集性事件,建立鼓励报告医院感染不良事件的制度和运行机制。

第七章 医疗质量保障

有医疗质量管理组织与制度,建立健全医疗质量安全与风险管理体系,按照《医疗质量管理办法》等相关要求,细化并严格遵守18项医疗质量安全核心制度,定期研究医疗质量管理等相关问题,记录质量管理活动过程。

第四十四条 有医疗质量管理与持续改进方案;有医疗关键环节与重点部门管理标准与措施。建立与完善医疗质量管理制度、操作规范与临床诊疗指南。

第四十五条 有医疗技术(包括限制临床应用的医疗技术、重点医疗技术和新技术、新项目)管理制度;设立专门的肛肠科医疗质量管理小组,负责对科室医疗、护理质量实行监管,并建立多科室、多部门医疗质量管理协调机制。

第四十六条 肛肠科科室负责人为科室质量与安全管理第一责任人。科室质量与安全管理小组成员接受质量管理培训,具有相关质量管理技能,开展质量管理工作。

第四十七条 建立肛肠专业重点医疗技术(如限制临床应用的医疗技术、重点医疗技术)管理规范,完善植(介)入医疗器械溯源管理,技术应用安全有效。医疗技术管理符合国家相关规定与管理办法。不应用未批准或已经废止和淘汰的技术与器械。有医疗技术风险预警机制和医疗技术损害处置预案,并组织实施。对新开展医疗技术的安全、质量、疗效、经济性等情况进行全程追踪管理和评价,及时发现并采取相应措施,降低医疗技术风险。

第四十八条 建立肛肠科医疗技术管理档案;实行医疗技术分类管理;建立

并落实肛肠专业手术分级与准入管理制度。对实施手术、介入、麻醉等高风险技术操作的卫生专业技术人员实行"授权"管理,定期进行技术能力与质量绩效的评价。

第四十九条　手术质量管理实行手术医师资格准入制度和手术分级授权管理制度,建立定期手术医师资格和能力评价与再授权的机制。实行患者病情评估与术前讨论制度,遵守诊疗规范,严格按照手术适应证制定诊疗和手术方案并记录在病历中。患者手术前的知情同意包括术前诊断、手术目的和风险、高值耗材的使用与选择,以及其他可选择的诊疗方法等。有手术抗菌药物应用管理制度,预防使用抗菌药物规范。手术预防性抗菌药物应用的选择与使用时机符合规范。手术的全过程和术后注意事项及时、准确地记录在病历中;手术的离体组织应做病理学检查,明确术后诊断。有质量与安全管理小组,定期分析影响围手术期质量与安全因素,有"非计划再次手术"与"手术并发症"等管理评价指标,实施管理与评价,改进手术质量与安全。

第五十条　住院诊疗管理由符合法定资质的医务人员按照制度、质量管理要求、诊疗指南与规范,对住院患者提供同质化医疗服务。科室负责人全面负责本科室住院诊疗,各级医师职责明确并落实,加强入院检诊与患者病情评估,落实知情同意制度。对危重疑难患者实施多学科综合诊疗,有适宜的院内外会诊制度与流程管理。规范激素、肠内外营养、抗菌药物、化学治疗药物等重点治疗药物的使用。有规范的出院管理制度,向患者提供规范的出院记录(小结)、出院医嘱、出院后的治疗康复与随访方案。

第五十一条　病历(案)质量管理应严格按照《医疗机构病历管理规定》等有关法规、规范执行。按规定保存病历资料,保证可获得性。对门、急诊患者至少保存包括患者姓名、就诊日期、科别等基本信息。为急诊留观患者建立病历。每位住院患者有姓名等索引系统,内容至少包括姓名、性别、出生日期(或年龄)、身份证号。每位患者有唯一识别病案资料的病案号。患者出院后,住院病历5个工作日内归档率≥90%,有未归档病历追踪记录。有病历书写质量的评估机制,定期提供质量评估报告。制定病历书写质控管理目标;住院医师病历检查覆盖率100%;无丙级病历。有病历书写质控管理制度及记录,重点是围手术期病历书写质量的评价与持续改进。有病历质量控制与评价组织,主管病案质控管理人员具备主治医师及以上专业技术职务任职资格且有5年以上管理住院病人临床工作经历。有病历书写质控管理持续改进措施。采用国际疾病分类与代码(ICD-10)、中医病证分类与代码(TCD)与手术操作分类(ICD-9-CM-3)对出院病案进行分类编码。电子病历管理符合规定要求,电子病历个人信息有严格的安全保护措施。

第八章　医疗质量持续改进

第五十二条　建立本科室全员参与、覆盖临床诊疗服务全过程的医疗质量管理与控制工作制度。严格按照卫生行政部门和质控组织关于医疗质量管理控制工作的有关要求，积极配合质控组织开展工作，促进医疗质量持续改进。

第五十三条　加强肛肠专业服务能力建设，重视专科协同发展，制订专科建设发展规划并组织实施，推行"以患者为中心、以疾病为链条"的多学科诊疗模式。加强继续医学教育，重视人才培养、临床技术创新性研究和成果转化，提高专科临床服务能力与水平。

第五十四条　加强单病种质量管理与控制工作，建立肛肠专业单病种管理的指标体系，制订单病种医疗质量参考标准，促进医疗质量精细化管理。

第五十五条　开展全过程成本精确管理，加强成本核算、过程控制、细节管理和量化分析，努力提高医疗资源利用效率。

第五十六条　对各级各类医疗机构肛肠科医疗质量管理情况进行不定期现场检查和抽查，建立医疗质量公示制度，对关键指标的完成情况予以公示。定期对肛肠从业人员开展医疗卫生管理法律法规、医院管理制度、医疗质量管理与控制方法、专业技术规范等相关内容的培训和考核。

第五十七条　强化基于网络化的肛肠质控信息平台建设，提高肛肠质控信息化工作的规范化水平，使信息化工作满足肛肠质控需要，充分利用信息化手段开展质量管理与控制。建立完善信息管理制度，保障信息安全。

第五十八条　各级各类医疗机构要对本机构肛肠医疗质量执行情况进行评估，对收集的医疗质量信息进行及时分析和上报，对医疗质量问题和医疗安全风险进行预警，对存在的问题及时采取有效干预措施，并评估干预效果，促进医疗质量的持续改进。

第九章　附　则

第五十九条　本实施细则自发布之日起施行。

第六十条　本规范由安徽省卫生健康委员会、中国科学技术大学附属第一医院(安徽省立医院)肛肠质量控制中心负责解释。

附录3　安徽省肛肠医疗质量考核标准
（100分）

评价指标	评价要点	评价方法	分值
科室设置及队伍建设(25分)			
科室设置:肛肠科应具备与医院级别和规模、科室功能和任务相适应的场所、设施、设备、药品和技术力量,以保障肛肠科临床诊疗工作的正常运行。科室建立卫生专业技术梯队建设制度、继续教育制度并组织实施,有健全的科研管理体系,具备临床科研研究支撑条件和平台,努力提升技术和科研能力;环境形象建设上注重体现肛肠专科文化	1.1 肛肠科应具备与医院级别、科室功能相适应的场所、设施、设备、药品和技术力量,以保障肛肠疾病诊疗工作有效开展。肛肠科应独立开设门诊,有条件的可开设病房,有急症处理能力的可以开设急诊。肛肠科应设置候诊区、诊室,并设独立的检查、治疗区、门诊或日间或常规手术室,应有与手术前准备及手术后处理相适应的处置场所,各区域布局合理,就诊流程便捷,并有良好的私密性以保护患者隐私。肛肠科应有良好的就诊环境,格局和设施符合医院感染管理的要求,无菌区、有菌区标识明确,医疗器械消毒、医疗垃圾分类符合医院感染管理要求。肛肠科病房应根据功能和任务需要设立治疗室、换药室、处置室、监护室或抢救室等,有消毒隔离设施,布局合理,便于使用。有条件的可以设置熏洗治疗室,结肠水疗室、综合治疗室等。 1.2 肛肠科应具备常见肛肠病的诊治能力。 1.3 二级医院应能开展内痔、外痔、混合痔、肛裂、肛周脓肿、肛瘘(低位)、直肠黏膜脱垂、肛窦炎、血栓性外痔、肛乳头瘤、便秘、肛周湿疹等肛肠病的诊疗。 1.4 三级医院应当在能开展内痔、外痔、环状混合痔、肛裂、肛周脓肿、肛瘘(复杂)、直肠黏膜脱垂、肛窦炎、血栓性外痔、肛乳头瘤、肛周湿疹等肛肠病的诊疗基础上,开展直肠脱垂、藏毛窦、肛门失禁、肛门直肠狭窄、骶尾会阴部良性肿瘤、骶前良性肿瘤、肠易激综合征、出口梗阻型便秘(直肠前突、盆底肌痉挛综合征、会阴下降综合征)、便血(下消化道出血)、炎症性肠病、肠道息肉、结直肠肿瘤等肛肠科疑难急危疾病及合并有基础疾病(贫血、高血压、糖尿病等)的诊疗工作	不符合酌情扣分	4

评价指标	评价要点	评价方法	分值
	2. 肛肠科设备设施配置,应与医院级别、科室功能相适应。 二级医院在配备基本诊疗设备的同时,配备熏洗仪、红外线治疗仪、肛肠综合治疗仪等有助提高肛肠诊疗水平的设备; 三级医院可配备直肠腔内彩超、肛门直肠测压仪、电子肛门直肠镜、电子乙状结肠镜、铜离子治疗仪、结肠灌洗仪、熏洗设备、红外线治疗仪、生物反馈仪等有助提高诊疗水平的设备。设置患者独立治疗空间的,应当配备应急呼叫装置、消毒设备等	不符合酌情扣分	4
	3.1 肛肠科执业医师建议由西医执业医师和中医执业医师组成。 3.2 肛肠科护理人员应系统接受肛肠知识与技能培训,3年内肛肠知识与技能培训时间不少于100学时	不符合酌情扣分	4
	4.1 肛肠科主任应具有从事肛肠科专业8年以上工作经验并具有一定的行政管理能力。 4.2 二级医院肛肠科主任应由具备中级及以上专业技术职务任职资格的执业医师,或系统接受过肛肠专业培训2年以上的执业医师担任。二级医院肛肠科护士长应具备护师及以上专业技术职务任职资格、具有1年以上肛肠临床护理工作经验。 4.3 三级医院肛肠科主任应由具备高级专业技术职务任职资格的执业医师,或系统接受过肛肠专业培训2年以上并在中华核心期刊或SCI发表文章的执业医师担任。三级医院肛肠科护士长应具备主管护师及以上专业技术职务任职资格、具有2年以上肛肠科临床护理工作经验	不符合酌情扣分	4

续表

评价指标	评价要点	评价方法	分值
	5.1 科室有专业技术人员梯队建设目标、制度和实施措施。专业技术职务任职资格的人员比例应合理,年龄构成基本均衡。 5.2 科室有专业技术人员继续教育的培训计划和实施目标。有鼓励医务人员参与科研工作的制度和方法。 5.3 对人员的专科技术、科研、继续教育进行考评,人员参加继续教育并获得规定学分的比例达100%。医师定期考核参加率及通过率达标。 5.4 肛肠科执业医师人数在10人以上的,应建立学科带头人制度。 学科带头人的专业技术水平领先。学科带头人具备承担省级及以上继续教育项目的能力。学科带头人在本专业省级及以上学术组织任委员以上职务。 5.5 重视重点学科、重点专科建设工作。三级医院肛肠科应承担省级及以上科研项目,并能将成果转化于实践;有国家级或省级专家,开展专家门诊、查房、教学等工作,有工作计划和措施,并组织实施	无科室梯队建设和继续教育培训目标、制度和措施的酌情扣分。 未进行考评或不达标的不得分。 未达到规定要求的酌情扣分	5
	6.1 主治医师应掌握肛肠病学的基本理论、基础知识和基本操作技能,具备独立处理常见肛肠科疾病的基本能力。 6.2 住院医师熟悉肛肠专科技术及特色疗法操作规范(见管理规范细则)	考察医师基本技能,不合格者酌情扣分	2
	7. 肛肠科的内部装饰,根据不同的区域、内容,可以采用有关名医名言警句的书画作品、肛肠科历史人物和本科室名医塑像或照片、招贴画、橱窗展柜、实物、触摸屏、视频网络、宣传折页等方法。介绍肛肠常见病预防、保健、诊断、治疗、手术方式等基本知识。肛肠科病房应通过广播、板报、分发健康手册等形式宣传肛肠疾病围手术期治疗方法及患者围手术期生活指南	不符合酌情扣分	2

续表

评价指标	评价要点	评价方法	分值
科室管理 （75分）			
1. 严格执行医疗卫生管理法律、法规和规章	1. 无非卫生技术人员从事诊疗活动。所有在科室执业的医师、护士均已注册且无超范围执业	抽查医师档案、归档病历、排班表、诊断报告单，发现违规不得分	2
	2. 无虚假、违法医疗广告。在一切医疗行为中无收受红包、回扣	违规不得分	1
2. 建立健全各项规章制度和岗位职责	1. 科室制定有健全的规章制度和各级各类员工岗位职责。重点是医疗质量和医疗安全的核心制度。 2. 本岗位的工作人员熟知其工作职责与相关规章制度。重点是《医疗质量核心制度》《中华人民共和国执业医师法》《中华人民共和国传染病防治法》《医疗事故处理条例》《医院工作制度》《突发公共卫生事件应急条例》《医疗废物管理条例》《中华人民共和国护士管理办法》以及《抗菌药物临床应用指导原则》《处方管理办法》《医师外出会诊管理办法》《麻醉药品和精神药品管理条例》《医院感染管理办法》等	科室规章制度、岗位职责不完善，酌情扣分。核心制度缺失的不得分，少一条扣1分。随机抽查医护人员一至两名，不熟悉相关制度者，酌情扣分	5
3. 规范诊疗、应用临床实践指南和临床路径指导临床诊疗工作；应用临床路径使诊疗流程标准化	1. 应制定并运用常见肛肠科疾病及本科室重点病种的诊疗方案（规范、指南），要定期对诊疗方案实施情况进行分析、总结及评估，以提高临床疗效为目的，不断优化诊疗方案。 2. 制定并且执行临床路径，尽力达到诊疗流程的标准化。入径率达到50%，完成率应达到70%	无诊疗方案或未执行临床路径的不得分；不规范或诊疗次序混乱的不得分；入径率及完成率不达标酌情扣分	5
4. 肛肠专科专病特色突出，有明确的优势病种	1. 在中国专家共识基础上，科室制定至少2个本专科优势病种或常见病种诊疗方案，并严格按照诊疗方案执行。 2. 定期（每年至少一次）对优势病种诊疗方案的实施情况和临床疗效进行分析、总结和评价，完善及修订诊疗方案	无诊疗方案，不得分，低于2个病种，每少1个扣1分，诊疗方案要素不全，每少1个扣1分，未定期修订扣1分。未执行扣1分	5

评价指标	评价要点	评价方法	分值
5. 注重医疗质量及安全,加强医患沟通,维护患者权益	1. 成立科室医疗质量管理小组,有明确的质量与安全指标,每月科室有质控自查记录,对存在问题有分析、改进措施和效果反馈,记录完整。 2. 医院对科室医疗质量进行内部公示。 3. 科室医疗质量管理情况列入科室负责人综合目标考核以及聘任、晋升、评优评先的重要指标。科室、医务人员医疗质量管理情况作为医师定期考核、晋升以及科室和医务人员绩效考核的重要依据	无相关制度措施不得分,执行不力酌情扣分	4
	4. 诊疗过程中必须遵循相应医疗原则,特别是核心制度。 (1) 首诊负责制。 (2) 交接班制度,记录及时、翔实。 (3) 三级医师查房制度。 (4) 疑难病例讨论制度。 (5) 严格执行院内会诊制度和《医师外出会诊管理规定》,有制度、登记及记录。 (6) 转科、转院制度。 (7) 死亡病例讨论制度。 (8) 危重患者抢救制度。 (9) "危急值"报告、登记、处理记录制度。 (10) 大型手术或危重患者实行"危重程度评分"制度,达到ICU标准的送ICU。麻醉复苏后或ICU病人回病房必须有交接记录。 (11) 新技术、新项目准入制度。 (12) 临床用血审核制度	观摩查房、检查相关文件、记录本、病历等,无制度或制度执行不力酌情扣分	10
	(13) 严格执行抗菌药物分级管理制度。掌握非限制类抗生素、限制类抗生素及特殊类抗生素使用指征。严格执行"围手术期抗生素使用标准"	没有抗生素定期评扣2分,抗生素使用违反规定每发现1例扣1分(随机抽查5份手术病历)	5

评价指标	评价要点	评价方法	分值
	(14) 手术相关:术前讨论制度、做好手术分级准入及动态管理、严格执行重大手术审批制度、认真执行手术安全核查制度、手术标识与手术风险评估制度,规避手术风险。加强"二次手术"管理,建立"非计划再次手术"的监测、原因分析、反馈、整改和控制体系	随机查阅5份手术病历,发现1例违反规定扣1分,扣完为止	4
	(15) 特殊检查、治疗及用药患者及家属应有知情权,并签知情同意书。 (16) 保护患者的隐私权,尊重民族习惯、宗教信仰	随机抽查5份归档病历,发现1处扣1分,扣完为止	4
	科室医疗质量评价指标: (1) 年门诊人次。 (2) 出院人次。 (3) 平均住院床日。 (4) 药品比例。 (5) 床位使用率≥95%。 (6) 择期手术术前平均住院日≤3天。 (7) 处方合格率达≥95%。 (8) 住院病人三日确诊率≥90%。 (9) 出入院诊断符合率≥90%。 (10) 传染病报告率达到100%。 (11) 甲级病历≥90%。 (12) 危重病人抢救成功率达到80%。 (13) 医院感染漏报率≤10%,医院感染率≤10%。 (14) 术前术后诊断符合率≥85%。 (15) 临床诊断与病理诊断符合率≥60%。 (16) 手术患者重点并发症(手术患者手术后肺栓塞、手术患者手术后深静脉血栓、手术患者手术后脓毒症发生率、择期手术患者肺部感染发生率)。 (17) 手术患者非计划重返手术室(再次手术)例数2例/年。 (18) 术后住院期间死亡例数0例	科室对18项指标有管理,漏管理一项扣0.5分,扣完为止	8

评价指标	评价要点	评价方法	分值
6. 严格执行《病历书写基本规范》,处方格式及书写符合相关规定	1. 严格执行病历的时效性。 2. 严格遵循病历的真实性,如实记录病人的诊疗过程及病情变化。严禁出现电子病历复制及提前书写病历等不良事件,严禁伪造病历。 3. 病历格式、内涵、医学术语符合要求,签名字迹规范、清晰可辨。 4. 中医病历需要四诊完善、诊疗项目达标、辨证分析正确、辨证使用中成药;中药方剂、理法方药一致。中医药及中药处方格式及书写符合《中药处方格式及书写规范》	查病历及处方,病历质量差、伪造、复制或提前书写病历均不得分。未在规定时间内完成相应记录的,理法方药不一致、方药及处方不符合规定的酌情扣分	6
7. 加强对急救药品及器材的管理,抢救设备、设施齐备,完好,急救仪器处于备用状态	1. 各病区的抢救药品、器材齐备,抢救车中药品器材、吸痰器、简易呼吸器、氧气枕是否处于备用状态。 2. 抢救车实行专人管理,物品、药品定位放置,数量固定,补充及时。 3. 急救药品保存规范,无裸装,无变质及过期,基数固定,有交接、有记录。 4. 保证人员对急救仪器能正确操作	急救药品过期、变质不得分;未按要求固定基数、交接无记录、抽查操作未达到要求酌情扣分	3
8. 有效防范风险	1. 建立医疗质量(安全)不良事件信息采集、记录和报告相关制度。 2. 建立药品不良反应、药品损害事件和医疗器械不良事件监测报告制度,按照规定及时报送。 3. 制定有本科室突发事件应急预案和医疗救助预案。 4. 积极参保医疗责任保险、医疗意外保险,有效分担风险,保障合法权益。 5. 投诉管理制度完善,制定防范、处理医疗纠纷的预案,及时化解和妥善处理医疗纠纷。建立医疗纠纷奖惩制度	查阅相关文件、不良事件记录、相关应急预案、投诉、医疗纠纷赔偿、处理情况资料;查阅参加医责险相关合同	5

评价指标	评价要点	评价方法	分值
9. 门诊依据工作量及需求,合理安排专业技术人员,提高门诊确诊能力,保证门诊诊疗质量	1. 科室严格执行《门诊医疗工作管理规定》,服从门诊部统一安排。 2. 门诊医师按时上班,二级医院主治及以上门诊所占比例≥80%,三级医院坚持专家门诊,副高及以上职称门诊所占比例≥60%。不套排,不随意停诊,不随意顶替,更不允许进修生、实习生上门诊,在病人外出检查未归时,医生不能擅自离岗。 3. 对门诊医师"合理检查,合理治疗,合理用药"有具体的监督措施	未按规定执行者酌情扣分。无监督措施不得分,监督措施不到位视其情况酌情扣分	3
10. 根据国家有关法律、法规、规章和规范、常规,制定并落实医院感染管理各项规章制度。合理使用抗菌药物,开展耐药菌株监测。加强医院感染防控及人员教育与培训	1. 按照《医院感染管理办法》要求,落实医院感染管理规章制度和工作标准,严格执行技术操作规范和工作流程。 2. 积极开展病原微生物的送检及培养,特别是血、尿、便、痰或其他体液。积极配合医院多重耐药菌(MDRO)的检测,服从医院感染办公室的工作要求。 3. 医务人员严格执行无菌技术操作、消毒隔离技术、标准预防、手卫生规范。 4. 可重复使用医疗器械的清洗、消毒、灭菌管理符合规范。一次性医用品、消毒药械的管理符合规范。常用无菌敷料缸应每天更换并灭菌,置于无菌储槽中的灭菌物品一经打开,使用时间不得超过24小时。 5. 各种治疗、护理及换药操作应按清洁、感染伤口依次进行。特殊感染伤口专用空间换药,处置后进行严格终末消毒,不得进入病房、换药室。 6. 特殊感染病人需进行隔离。 7. 严格执行预防、控制呼吸机相关性肺炎、血管内导管所致血行感染、留置导管所致的各项措施。 8. 加强耐药菌感染管理,对感染及其高危因素实行监控。 9. 严格执行医疗废物及污水分类管理,标识清楚。 10. 医务人员必须接受医院感染培训每年不少于4学时,定期进行考核	检查文件、记录、病历等,医院管理规章制度落实不到位酌情扣分。未严格执行相应技术规范酌情扣分。不配合医院耐药菌监测的不得分。未对医疗废物及污水严格执行分级分类管理不得分。未参加培训、考试的不得分,培训、考试不足的酌情扣分	5

作 者 介 绍

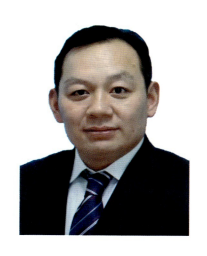

樊平,中国科学技术大学附属第一医院（安徽省立医院）肛肠外科主任,中国科大附一院肛肠外科联盟会主任委员,安徽省全科医师协会肛肠外科分会会长。

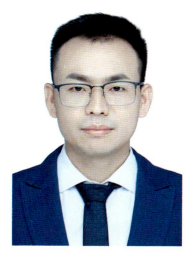

石斌,中国科学技术大学附属第一医院（安徽省立医院）肛肠外科科秘书,中国科大附一院肛肠外科联盟会秘书长,安徽省全科医师协会肛肠分会秘书长。参与安徽省自然科学基金项目2项,发表SCI论文3篇、中华科技核心期刊论文4篇,获发明专利3项。

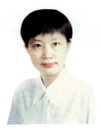

许方方,中国科学技术大学附属第一医院(安徽省立医院)肛肠外科副主任医师,中国科大附一院肛肠外科联盟会副主任委员,安徽省全科医师协会肛肠分会副会长。

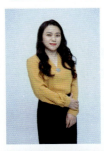

刘影,中国科学技术大学附属第一医院(安徽省立医院)影像科神经影像亚专科主任,主任医师、硕士生导师,主持省、厅级课题5项,参加国家级课题4项,发表论文50余篇,参与编写著作4部。

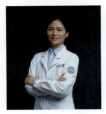

陈荣珠,中国科技大学附属第一医院(安徽省立医院)门急诊手术医技片总护士长兼手术麻醉部科护士长,安徽省手术室质量控制中心常务副主任,中华护理学会手术室专委会专家库成员,中华护理学会安徽省手术室专委会常委兼秘书长,主编《妇产科手术护理常规》,参编多部著作;牵头起草《安徽省智慧手术室建设规范》等地方标准。

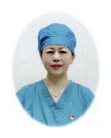

项彩萍,中国科学技术大学附属第一医院(安徽省立医院)日间手术室护士长,副主任护师,安徽省手术装备与材料专委会委员,安徽省全科医师协会肛肠外科分会第一届理事会理事。在核心期刊发表护理论文12篇,参编2001版《安徽省临床护理学》、2008版《临床护理技术操作与质量评价》,参与省级及院级"三新"课题4项。

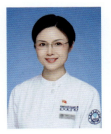

马瑟琴,主管护师,中国科学技术大学附属第一医院(安徽省立医院)胃肠胆胰外科护士长,国家二级心理咨询师。发表论文2篇,获国家实用新型发明专利2项,主持及参与"三新"项目3项,参与制定国家行业标准1项。

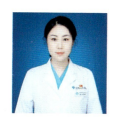

王叶飞,中国科学技术大学附属第一医院(安徽省立医院)西区麻醉科护士长,副主任护师,中华护理学会手术装备专业委员会专家库成员,安徽省全科医师协会肛肠外科分会常务理事,安徽省护理学会麻醉护理专业委员会委员,安徽省医学会麻醉分会护理学组委员。主持及参与院"三新"项目2项,发表重症、麻醉护理及疼痛管理论文多篇。

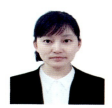

李帮菊,中国科学技术大学附属第一医院(安徽省立医院)日间手术病房护士长,主管护师,安徽省医师协会日间手术管理专业委员会委员,安徽省老年医学学会日间护理专业委员会委员。以第一作者发表核心论文10篇、SCI论文1篇,获国家实用新型专利3项、发明专利1项,参与省级及院级"三新"课题1项。

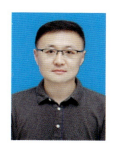

王昊,博士后,中国科学技术大学附属第一医院(安徽省立医院)检验科研究员、硕士生导师。发表中国科学院1区期刊文章数十篇,最高单篇因子超过40分,主持国家自然基金项目1项。

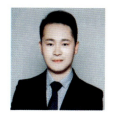

赵亚军,医学博士,中国科学技术大学附属第一医院(安徽省立医院)西区胃肠外科副主任医师,中国科大附一院肛肠外科联盟会常务委员,安徽省全科医师学会肛肠分会第一届常务理事。发表SCI论文10余篇。

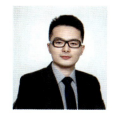

张俊,医学博士,中国科学技术大学附属第一医院(安徽省立医院)西区胃肠外科主治医师,安徽省胃肠肿瘤联盟秘书,中华医学会安徽省肿瘤学分会胃肠肿瘤学组秘书。发表SCI论文及中文论文10余篇。

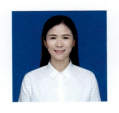

吴运香,中国科学技术大学附属第一医院(安徽省立医院)麻醉科主治医师。在国内核心期刊以第一作者发表论文10余篇,主持院内"三新"项目2项,参编译著《胸科麻醉手册》。

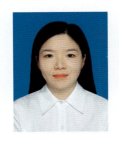

严春红,中国科学技术大学附属第一医院(安徽省立医院)肛肠外科主治医师,中国科大附一院肛肠外科联盟会常务委员,安徽省全科医师协会肛肠外科分会常务理事。

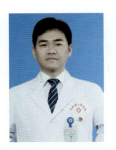

关家辉,太和县人民医院肛肠外科主任,副主任医师,中国科大附一院肛肠外科联盟会常务委员,安徽省全科医师协会肛肠外科分会常务理事。

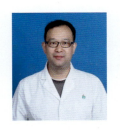

花庶庆,池州市人民医院肛肠外科科主任,中国科大附一院肛肠外科联盟会常务理事,安徽省全科医师协会肛肠外科分会副会长。

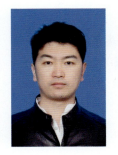

季恩敏,副主任医师,硕士研究生导师,安徽省全科医师协会肛肠分会常务委员,中国科大附一院肛肠外科联盟会常务委员。

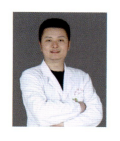

贾如,安徽中医药大学第二附属医院肛肠科主治医师,安徽省全科医师协会肛肠外科分会副秘书长。参与省级自然科学基金项目2项,主持校级课题1项。

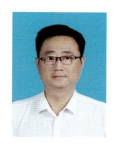

江波,安庆市立医院肛肠外科主任,副主任医师,安徽省全科医师协会肛肠外科分会副会长,中国科大附一院肛肠外科联盟会副主任委员,安庆市外科学协会常委。

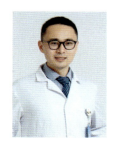

李永海,合肥市第一人民医院肛肠科副主任医师,安徽省全科医师协会肛肠外科分会常务理事。发表学术论文6篇。

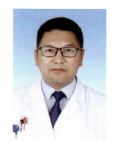

刘远成,合肥市第一人民医院肛肠科主任,主任医师,中国科大附一院肛肠外科联盟会副主任委员,安徽省全科医师学会肛肠外科分会副会长,合肥市中医药学会肛肠专业委员会主任委员。

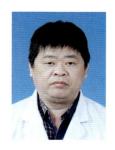

马春耕,安徽中医药大学第二附属医院肛肠科科主任,中国科大附一院肛肠外科联盟会副主任委员,安徽省全科医师协会肛肠外科分会副会长。

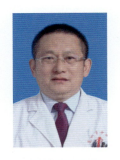

聂枫，亳州市中医院肛肠科主任，主任中医师，中国科大附一院肛肠外科联盟会副主任委员，安徽省全科医师协会肛肠外科分会副会长。

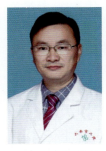

潘晓飞，皖西卫生职业学院附属医院结直肠肛门外科科主任，主任医师，中国科大附一院肛肠外科联盟会副主任委员，安徽省全科医师学会肛肠外科分会副会长。

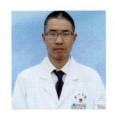

彭传林，宿州市第一人民医院胃肠外科副主任，副主任医师，安徽省全科医师协会肛肠外科分会常务理事。

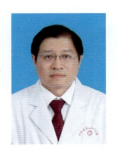

宋德鲁，安徽省第二人民医院普外科二病区副主任、肛肠科主任，主任医师。

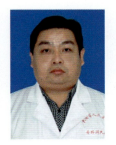

王传思，主任医师，硕士生导师，中国科大附一院肛肠外科联盟会副主任委员，安徽省全科医师协会肛肠外科分会副会长。

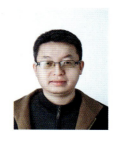

王宜民,霍山县医院普外科主任,主任医师,中国科大附一院肛肠外科联盟会副主任委员,安徽省全科医师协会肛肠外科分会副会长。

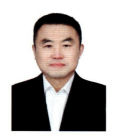

武永连,颍上县中医院副院长、肛肠科主任,中国科大附一院肛肠外科联盟会常务理事,安徽省全科医师协会肛肠外科分会常务理事。

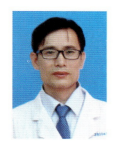

谢刚,蚌埠医学院直属淮北人民医院肛肠科主任,中国科大附一院肛肠外科联盟会副主任委员,安徽省全科医师学会肛肠外科分会副会长。

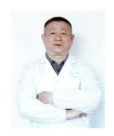

姚远,阜阳市人民医院普外科副主任、肛肠病区主任,安徽省全科医师协会肛肠外科分会副理事长。

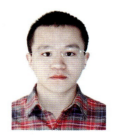

程腾,黄山市人民医院胃肠外科主治医师,安徽省全科医师协会肛肠外科分会常务理事,中国科大附一院肛肠外科联盟会常务委员。

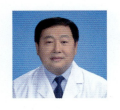

　　李飞,淮北矿工总医院普外二科(胃肠、肝胆)主任,兼胃肠、肛肠外科主任,主任医师。

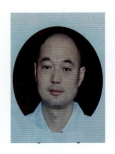

　　李忠,霍邱县第一人民医院普外科副主任医师、微创中心副主任,安徽省全科医师协会肛肠外科分会常务理事,中国科大附一院肛肠外科联盟会常务委员。

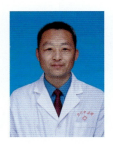

　　路传杰,亳州市华佗中医院中心院区综合外科主任,主任医师,安徽省全科医师协会肛肠外科分会常务理事。

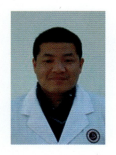

　　倪伟,安徽省淮北市中医医院肛肠科主任,副主任中医师,中国科大附一院肛肠外科联盟会常务委员,全科医师协会肛肠外科分会常务理事。

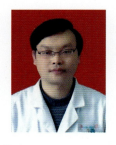

　　宋玉柱,庐江县人民医院中医部主任、中医科主任兼中医肛肠科主任,副主任医师,中国科大附一院肛肠外科联盟会常务委员,安徽省全科医师协会肛肠外科分会常务理事。

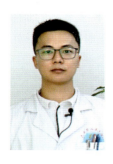

王小龙,安徽医科大学附属六安医院(六安市人民医院)结直肠肛门外科主治医师,中国科大附一院肛肠外科联盟会委员,安徽省全科医师协会肛肠外科分会理事。

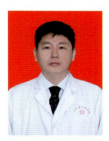

吴辉,颍上县人民医院胃肠肛门外科副主任医师,中国科大附一院肛肠外科联盟会常务理事,安徽省全科医师协会肛肠外科分会常务理事。

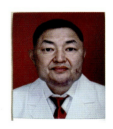

武峰,安徽省涡阳县人民医院肛肠科主任,安徽省全科医师协会肛肠外科分会常务理事。

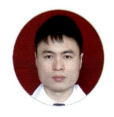

杨玉涛,霍邱县第一人民医院普外科副主任医师,安徽省全科医师协会肛肠外科分会常务理事,中国科大附一院肛肠外科联盟会常务委员。

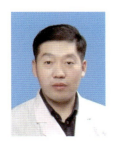

姚启震,临泉县中医院肛肠科主任,主治医师,安徽省全科医师协会肛肠外科分会常务理事,中国科大附一院肛肠外科联盟会常务委员。

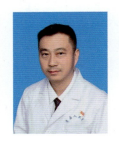

张福庆,萧县人民医院肛肠科主任,副主任医师,中国科大附一院肛肠科外科联盟会副会长,安徽省全科医师协会肛肠科外科分会常务理事。

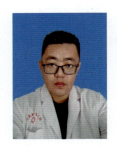

张金剑,安徽省颍上县人民医院外科医师,安徽省全科医师协会肛肠外科分会常务理事。

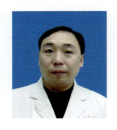

张军,阜阳市人民医院副主任医师,中国科大附一院肛肠外科联盟会常务委员,安徽省全科医学会肛肠分会常务理事。

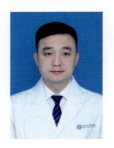

张磊,淮北市人民医院肛肠外科副主任医师,安徽省全科医师协会肛肠外科分会常委。

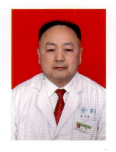

赵高超,安徽省濉溪县医院肛肠外科科主任,副主任医师,中国科大附一院肛肠外科联盟会副会长,安徽省全科医师协会肛肠外科分会第一届理事会常务理事。